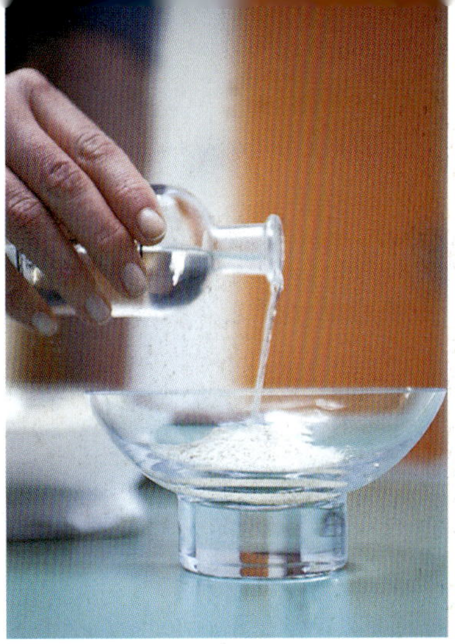

AROMATHERAPY SOLUTIONS

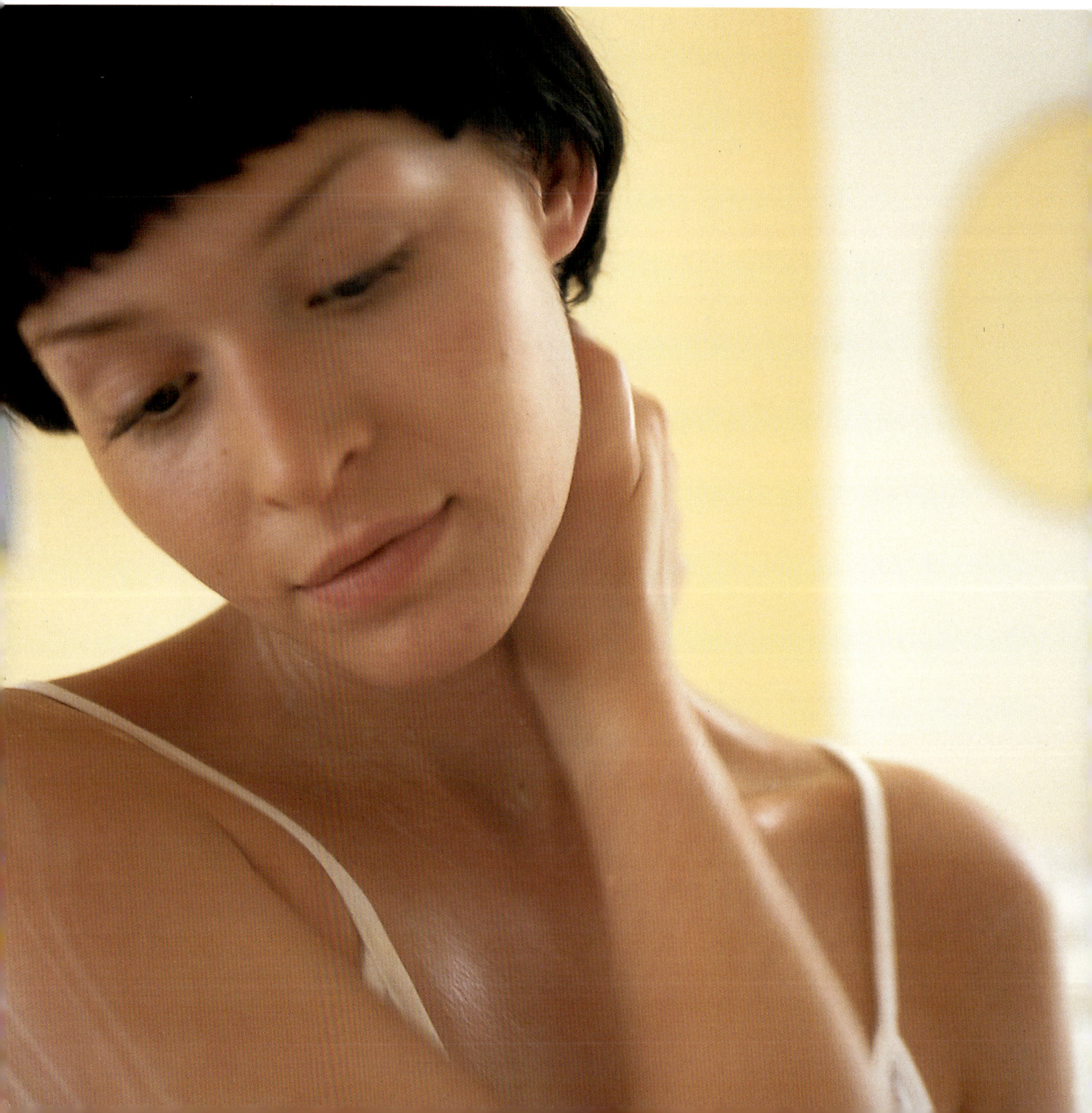

AROMATHERAPY SOLUTIONS

Essential oils to lift the mind, body and spirit

VERONICA SIBLEY

hamlyn

AROMATHERAPY SOLUTIONS

Essential oils to lift the mind, body and spirit

VERONICA SIBLEY

First published in 2003
under the title Aromatherapy Solutions
by Hamlyn Octopus, part of Octopus Publishing Group LTD
2-4 Heron Quays, Docklands, London E14 4JP

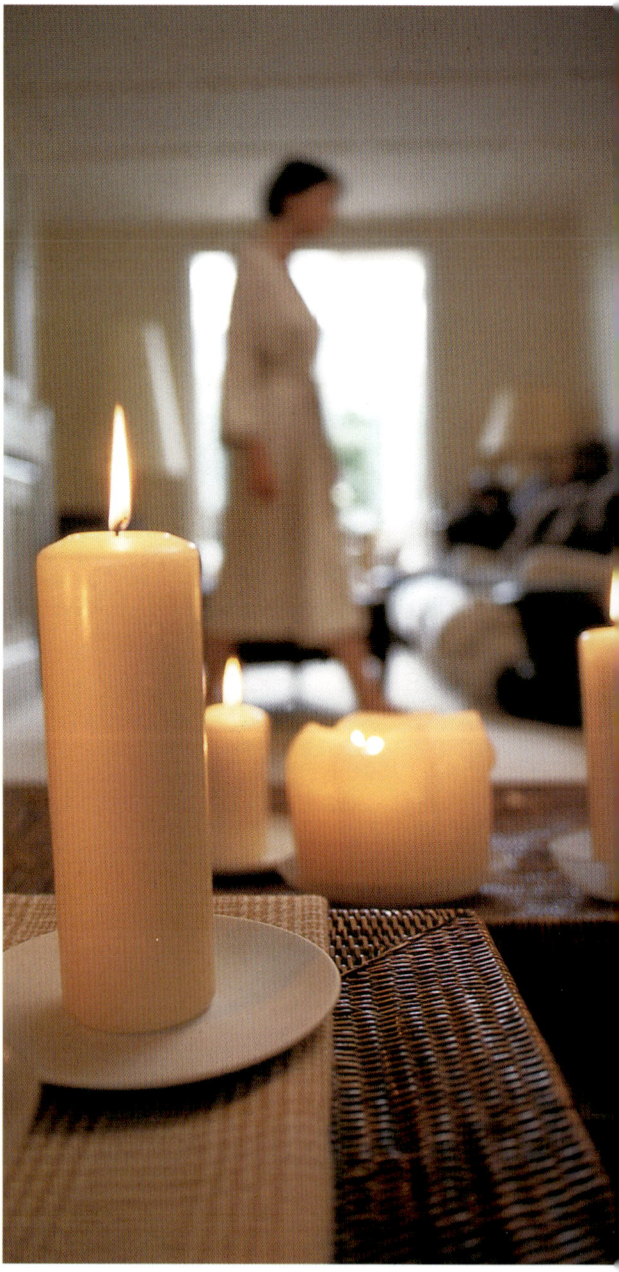

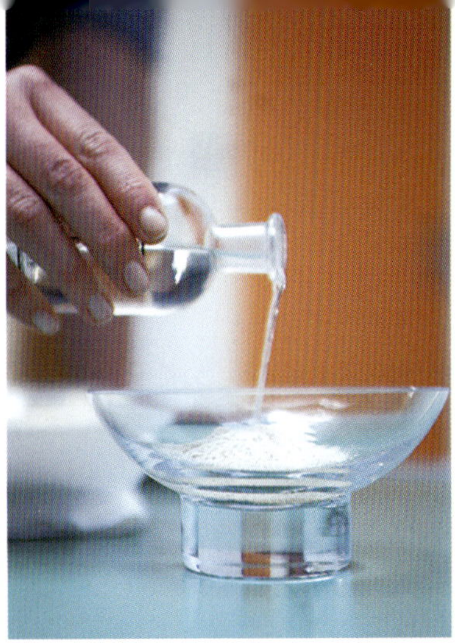

아로마테라피 솔루션

안홍석 김명숙 최성임 허은영 강신옥 이동욱
정영자 김인향 홍연숙 이순희 한말란 공 역

정담미디어

집필진

안홍석　성신여자대학교 문화산업대학원 피부 · 비만관리학 전공 주임교수, 이학박사
김명숙　성신여자대학교 문화산업대학원 피부 · 비만관리학 전공 겸임교수, 이학박사
　　　　경복대학 교수 역임
최성임　안산1대학 뷰티아트과 겸임교수
허은영　신흥대학 뷰티아트디자인과 겸임교수
강신옥　신성대학 미용예술계열 겸임교수
이동욱　서울보건대학 뷰티아트과 외래교수
정영자　오산대학 화장품미용학과 겸임교수
김인향　신흥대학 뷰티아트디자인과 외래교수
홍연숙　영동과학대학 뷰티아트과 외래교수 역임
이순희　강원대학교 평생교육원 외래교수
한채정　영산대학교 뷰티코디네이션학과 교수

아로마테라피 솔루션

첫째판 1쇄 인쇄 | 2006년 6월 10일
첫째판 1쇄 발행 | 2006년 6월 20일
첫째판 2쇄 발행 | 2009년 12월 20일

발행인 | 김태진
발행처 | 정담미디어
주　소 | 서울시 송파구 가락동 10-2 동원빌딩 3층(우138-160)
Tel. 02-3401-6669, 6608　Fax. 02-3401-6618
E-mail. jd6669@chol.com
http://www.jdmpub.com
출판등록번호 | 제22-707호

가격 20,000원
ISBN 89-91522-77-7

역자 머리말

1970년 이후 영국, 프랑스에서 아로마테라피의 연구가 활발해졌으며 1980년대 말 이후에는 아로마테라피가 대중적으로 보급되기 시작하였다.

우리나라에는 1990년 초에 소개되어 최근에는 뷰티 산업뿐 아니라 의학 등 여러 분야에서 대중화되고 있으며, 따라서 그동안 관련 서적들도 많이 출간되었다.

역자들은 뷰티테라피스트로서 아로마테라피를 미용과 대체요법에 접목하면서, 또한 대학에서 강의하면서 좀더 실용적이면서 확실한 전문지식과 정보가 필요함을 느꼈다. 이에 아로마테라피의 선진국인 영국에서 출간된 "Aromatherapy Solutions – Essential oils to lift the mind, body and spirit"를 번역하게 되었다.

이 책을 번역하는데 있어서 원서에 충실하려고 노력하였으며, 용어의 통일성을 기하고자 노력하였으나 미흡한 점이 있으리라 생각한다. 따라서 이 책의 미흡한 점을 지속적으로 개선할 수 있도록 여러분들의 지도편달을 바란다.

이 번역서가 아로마테라피에 관심을 갖는 전문가를 비롯하여 일반인까지 실제적인 생활에 활용도가 높은 실용 전문서적, 건강서적으로 도움이 되기를 바란다.

끝으로 이 책이 출판될 수 있도록 도움을 주신 정담미디어 사장님을 비롯한 임직원 여러분께 감사드린다.

2006. 6

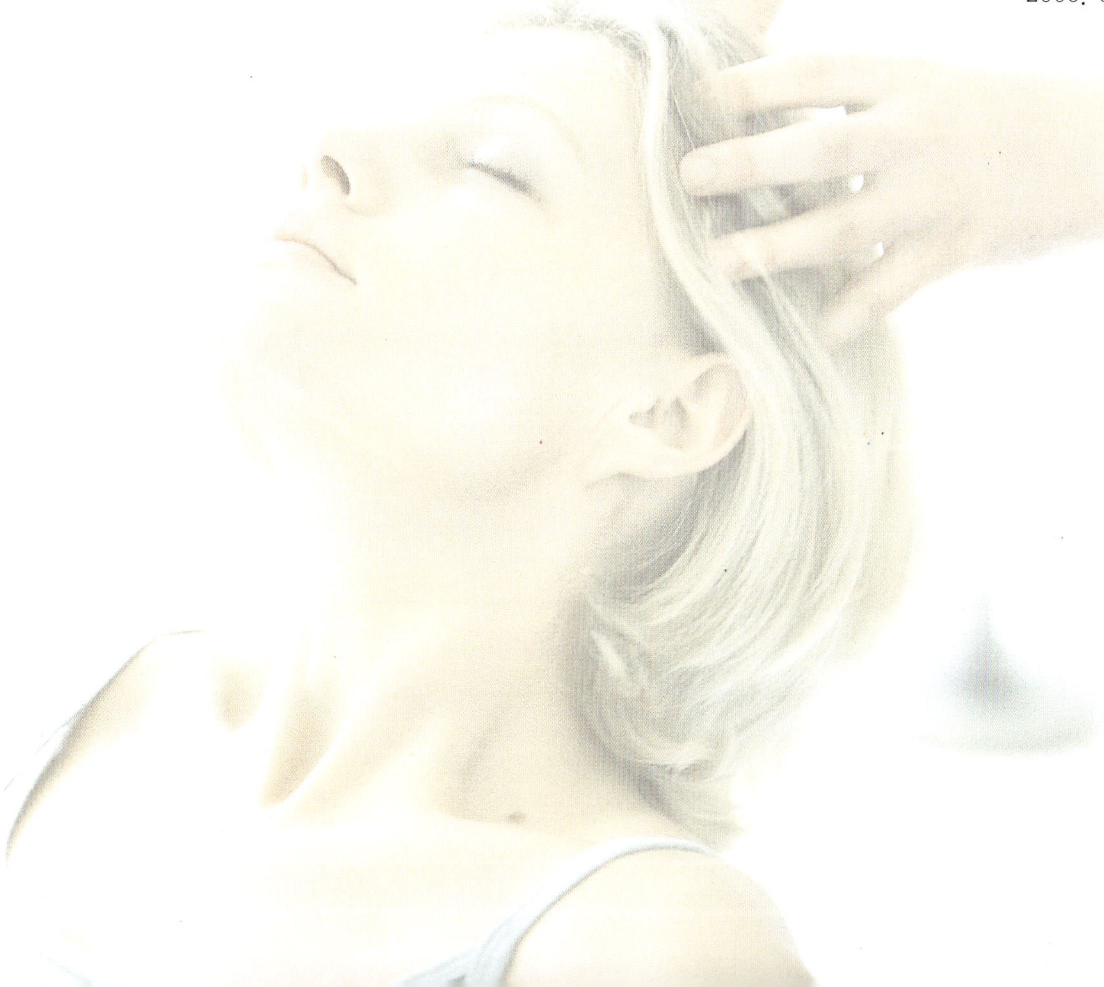

차례 Contents

개 요 Introduction

아로마테라피는 향기로운 식물과 나무, 풀 등에서 추출한 자연적인 오일을 사용함으로써 몸과 마음, 영혼까지 치료하고 강화시켜 주는 부드럽고 효과적인 방법이다. 이는 화학성분에 의존하는 약을 대체할 수 있기도 하다. 이 책은 오일들이 무엇인지, 어떻게 작용하며 사용하는지를 사진으로 아로마테라피 마사지와 함께 단계별로 설명해 줄 것이다.

이 책은 감정과 정신적 문제를 치료함으로써 아로마테라피로부터 효과를 볼 수 있는 모든 증상들이 소개되어 있으며, 각각에 추천되는 오일과 어떻게 사용하는지도 자세히 소개되어 있다. 또한 에센스 오일은 가정에서도 쓰일 수 있으며, 일상생활에서 식물의 힘을 어떻게 이용하는지 안내해 줄 것이다.
마지막으로 책의 마지막에 있는 오일의 성명록에서는 추천하는 모든 에센셜 오일과 캐리어 오일들의 특성과 사용을 설명하고 있다.

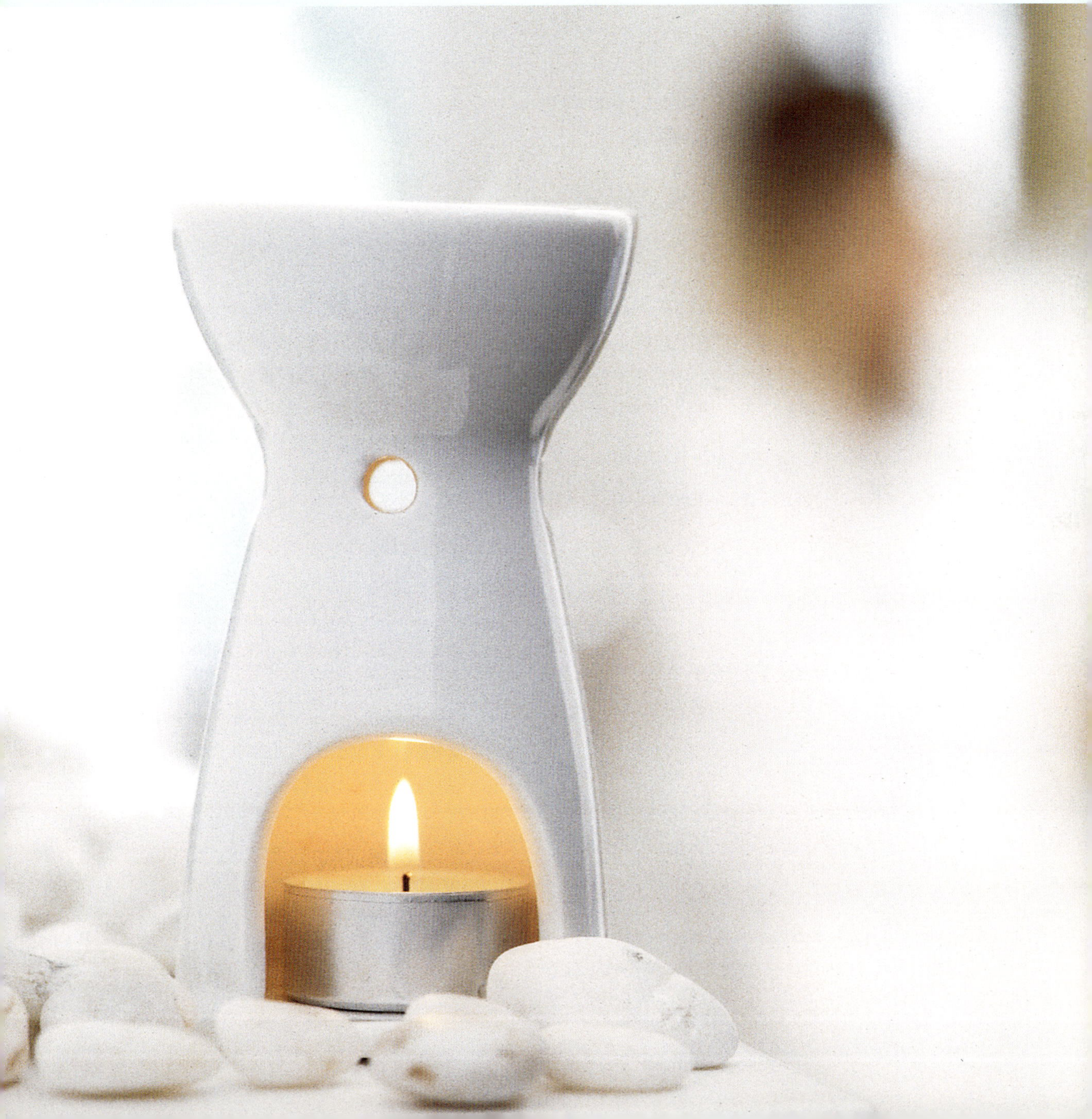

스킨 패치 테스트(Skin-patch test)

만약 민감성 피부이거나 알레르기가 있다면, 오일을 사용하기 전에 테스트 해보는 것이 좋다. 다음에 제시한 것과 같이 스킨 패치 테스트를 해보도록 한다.

- 팔꿈치에서 손목 사이의 팔 내측을 부드러운 보디 브러시로 쓸어낸다.
- 방부제가 포함되지 않은 반창고에 에센셜 오일을 2방울 넣는다.
- 팔 안쪽에 방울을 떨어뜨리고 48시간 동안 둔다.
- 만약 반창고에 민감한 반응이 있다면 원액을 피부에 발라 특수 테이프나 밴드를 붙인다.

에센셜 오일에 대한 민감 반응은 빠르게 나타나는 경향이 있고, 캐리어 오일 알레르기와 민감 반응은 나타나는데 몇 시간이 걸린다. 만약 홍반이나 부풀어 오름, 수포(드물게 나옴) 등이 나타난다면 이것은 양성반응으로서 그 오일을 피해야 한다.

부작용에 대한 처치

만약 어떠한 부작용이라도 나타나게 된다면, 다음의 단계 중 하나 이상은 반드시 수행해야 한다.

- 무향 비누로 피부를 부드럽게 씻어낸다. 이것은 피부 표면에서 오일을 제거해 준다.
- 피부를 공기에(직사광선은 피하여) 노출시킨다. 이것은 오일의 증발을 촉진한다.
- 순한 부신피질 호르몬제 크림을 의학 표준치에 맞게 바른다.

금 기(Contraindications)

항상 에센셜 오일의 성명록(p.114~127)과 캐리어 오일의 성명록(p.128~133)을 참조하여 오일 사용 전에 주의 및 금기 사항을 확인하도록 한다. 다음의 오일들은 다음에 언급된 상황에서는 사용하지 말아야 한다.

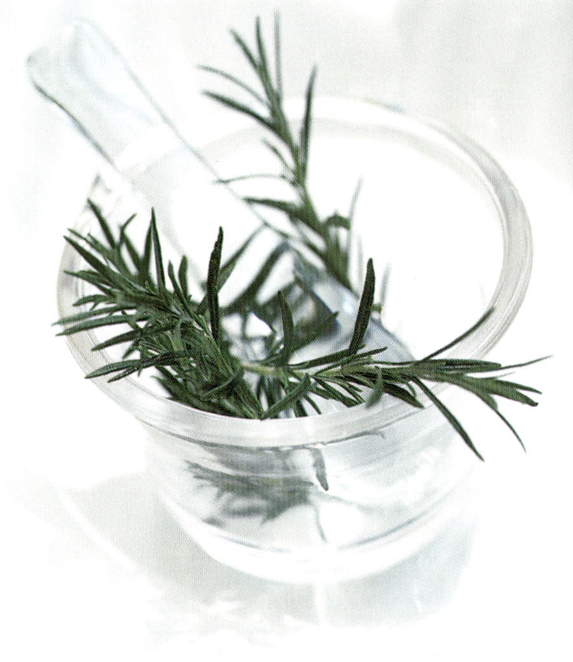

- 아스피린, 헤파린, 와파린 등을 복용한 경우: 베이
- 파라세타몰을 복용한 경우: 펜넬
- 임신 중인 경우: 카주풋, (로만)카모마일, 샐러리 시드, 시나몬 리프, 클라리 세이지, 펜넬, 재스민 앱솔루트, 주니퍼 베리, 라반딘, 라벤더, 스파이크 라벤더, (스위트)마조람, 미르, 니아울리, 로즈마리, 메리골드, 야로우
- 영아와 유아인 경우: 펜넬, 메이 창, 니아울리, 페퍼민트, 메리골드
- 고혈압인 경우: 로즈마리, (레드)타임
- 열이 있는 경우: 라반딘, 스파이크 라벤더
- 간질이 있는 경우: 펜넬, 라반딘, 스파이크 라벤더, 로즈마리
- 간질환이 있는 경우(알코올 중독 포함): 펜넬, 로즈마리
- 알레르기가 있는 경우: (스위트)아몬드 캐리어 오일, 윗점 캐리어 오일
- 민감성 피부인 경우: 시트로넬라, 클로브, 유칼립투스, 제라늄, 마누카, 메이 창, 페퍼민트, 티트리, (레드)타임, 일랑일랑
- 다음의 오일들은 직사광선하에 사용하면 감광성 또는 유독성이 된다 : 안젤리카, 베르가못, 그레이프프루트, 레몬, 라임, 메리골드, 일랑일랑

자연은 우리의 마음과 몸, 정신을 강화시키는데 치유의 역할을 해왔다.

이런 치유력은 에센셜 오일의 형태에서 오며, 이는 때때로 '에센스'나 '휘발성 오일'이라고도 하는데 이들은 아로마 식물들(나무, 풀 등)에서 나온다. 이 오일들은 식물 섬유의 낭과 선에 모이며, 수분작용을 돕고, 동물의 공격에서 작물을 살아남도록 도와준다.

에센셜 오일은 식물의 여러 부분에서 발견된다.

- 꽃(라벤더와 로즈)
- 과일(레몬)
- 잎(유칼립투스)
- 열매(블랙페퍼)
- 껍질 진액(프랑킨센스)
- 포자수(사이프러스)
- 나무(샌달우드)
- 뿌리(진저)
- 풀뿌리(베티버)

오렌지 나무는 드물게 세 가지의 다른 에센셜 오일을 생산하는데 각각은 다른 효과가 있다.

- 네롤리는 꽃송이에서 추출하며 달콤 씁쓸하고 차분한 맛이 난다.
- 페티그레인은 잎에서 추출하며 피부에 좋다.
- 비터 오렌지는 과일껍질에서 추출하며 걱정 근심을 완화시켜 준다.

식물의 이름

에센셜 오일의 성명록(p.114~127)에 따르면 아로마테라피에 사용되는 식물의 이름(라틴어에 기초한)들은 영어식의 이름으로 나타낸다고 한다. 식물의 이름들은 전 세계적으로 표준이므로, 따라서 그들을 사용하다 보니 가능한 혼동이 될 요소들을 제거한 것이다. 모든 식물들은 특별한 식물 이름을 갖고 있는데 그건 항상 두 부분으로 되어 있다. 첫째 부분이 '속'을 나타내며 항상 대표적으로 사용된다. 두 번째 부분은 '종'을 나타내며 쓰임이 적다. 두 가지 모두 이탤릭체로 쓰인다.

예를 들어, 아로마테라피에 사용되는 일반적인 식물인 유칼립투스의 한 종류는 *유칼립투스*(속) *글로블루스*(종)라고 불린다. 각각의 종은 다른 성질을 가지고 있다.

예를 들어 산화물과 케톤을 다량 갖고 있는 *유칼립투스 글로블루스*는 사이너스 질환과 감기로 고생하는 성인들에게 좋은 오일이다.

*유칼립투스 스미티*는 산화물은 가지고 있으나 케톤이 없고, 감기에 걸렸거나 사이너스 질환이 있는 아이들에게 사용하기에는 더욱 안전한 오일이다.

*유칼립투스 시트리오도라*는 알데히드를 다량 함유하고 있으며 감기를 위해 사용되지는 않으나 곤충을 물리치는데 효과적이다.

만약 궁금증이 생긴다면 언제든지 에센셜 오일의 성명록(p.114~127)을 참조하여 알맞은 오일을 사용하도록 해야 한다.

오일 생산하기

한 방울의 에센셜 오일을 생산하기 위해서는 많은 작업이 필요하다. 25g(1oz)의 장미 오일을 만들기 위해 장미꽃 6만 송이가 필요하고, 반면 라벤더는 100kg의 마른 꽃으로도 3L를 얻을 수 있을 정도로 쉽다.

재스민과 로즈의 꽃들은 태양이 뜨기 전에 손으로 따야 하는데 이는 태양이 뜨면 그 열기가 꽃의 에센셜 오일을 증발시키기 때문이다.

샌달우드 나무는 증류를 위해 벌목하기 전에 반드시 30년산이어야 하고 9m(30ft)가 넘어야 한다.

재배하고 수확하는 범위의 엄격한 정도는 그 가격에 반영된다. 재스민은 가장 비싼 것 중의 하나인데, 1L($1^3/_4$파인트)의 에센셜 오일을 생산하기 위해 8백만 송이의 꽃이 필요하다.

에센셜 오일은 세계 도처로부터 온다.
카모마일, 페퍼민트, 로즈, 야로우 등은 영국, 유칼립투스와 니아울리, 티트리는 오스트레일리아, 시더우드는 미국, 일랑일랑과 라벤사라는 마다가스카, 페티트그레인은 파라과이, 카다멈은 과테말라, 진저는 중국, 샌달우드는 인도, 타라곤과 라벤더는 프랑스에서 온다. 다른 국가에서 다른 토양과 해발에서 자란 같은 종의 작물들이 그들의 화학적 성분과 치료 효과를 다르게 한다.

타임(*Thymus vulgaris*)은 높은 고도에서 햇볕을 상당히 받고 자라기 때문에 알코올 함유량이 높다. 그러나 만약 더 낮고 어두운 환경에서 자랐다면 거기서 페놀이 생산될 것이다. 에센셜 오일의 페놀 함유량이 높으면, 그 오일은 매우 부드럽지 못하며 피부에도 좋지 않다. 이 두 오일들은 감기와 독감에 좋으나, 좀더 높은 해발에서 자란 *타이머스 불가리스*는 낮은 페놀 함유량으로 인해 조금 더 안전하다고 여겨진다.

프랑스 남부에서 자라는 라벤더(*Lavandula angustifolia*)는 에스테르를 다량 함유하고 있는데 피부를 진정, 치료해 준다. 불가리아에서 자라는 라벤더는 알코올 성분을 다량 함유하고 있으며 좋은 수렴성을 보여주며 세안할 때 좋다. 영국에서 자라는 라벤더는 더욱 취하게 만드는 프랑스의 것보다 좀더 달콤한 향이 난다.

오일은 어떻게 추출되나?
(How is the oil extracted?)

에센셜 오일은 다양한 방법으로 작물로부터 추출된다. 가장 일반적인 것은 스팀 증류법과 압착법, 함침법 등이 있다.

- 스팀 증류법은 끓여진 물에 재료를 넣는 것을 포함한다. 에센셜 오일을 함유한 스팀은 쿨러를 통과하여 응축이 되고 그 증류된 액체는 모아진다. 에센셜 오일은 그 액체의 꼭대기에 얇은 필름처럼 나타난다. 이 에센셜 오일은 그 때 물로부터 분리된다.
- 시트러스 오일은 증류보다는 압착법이 선호된다. 시트러스 과일로 에센셜 오일은 껍질 표면 밑의 작은 낭에 위치해 있다. 오일은 꽉 짜여져야 하는데, 작은 바늘이 나와 있는 컨베이어에서 과일을 굴려 시트러스의 껍질을 뚫는다. 그 오일은 그대로 흘러가다가 모여지고 걸러진다.
- 매서레이티드 오일은 실제로 캐리어 오일(p. 28~29)이며 순수한 에센셜 오일은 아니다. 식물의 재료를 모아 잘게 썰어서, 해바라기나 올리브 오일에 넣는다. 그 혼합물을 부드럽게 저은 다음, 강한 햇빛 아래에 며칠 동안 둔다. 식물성 재료 안에 존재하는 모든 가용성 혼합물들이 해바라기나 올리브 오일에 옮겨진다. 이후 이 혼합물에 섞인 재료들을 빼내기 위해 세세히 걸러지게 되고, 그 후 에센셜 오일의 분자를 포함한 캐리어 오일이 남는다. 이 공정에 사용되는 식물들로는 칼렌듈라, 캐롯 뿌리, 그리고 세인트 존스 워트(하이페리쿰이라고도 알려짐) 등이 있다.
- 용매 추출법은 많은 에센셜 오일 생산이 힘든 작물들에 사용되었다. 꽃을 딴 다음 적당한 향수 용매에 담그는데, 이는 그 작물의 향과 색, 왁스 등을 흡수하게 된다. 이후 용매는 증발하게 되고 '콘크리트' 라고 알려진 물질을 남기게 된다. 다음 과정에는 증류를 하여 알코올을 날려버림으로써 '앱솔루트' 상태로 만들게 된다. 이 방법은 로즈와 재스민에 쓰일 수 있으며 이 '앱솔루트' 는 병에 담긴 오일의 라벨에 표시된다. 그러나 여전히 2~3%의 용매를 함유하고 있기 때문에 이 오일들은 순수한 에센셜 오일이라고는 할 수 없다.

주의: 로즈 앱솔루트와 로즈 오토를 혼동해서는 안된다. 로즈 오토는 증기 증류된 순수한 에센셜 오일로서 '오토' 라는 단어가 라벨에도 표시된다. 만약 이 표시가 없다면 그것이 순수하게 증류된 로즈 오일이라는 보장이 없다.

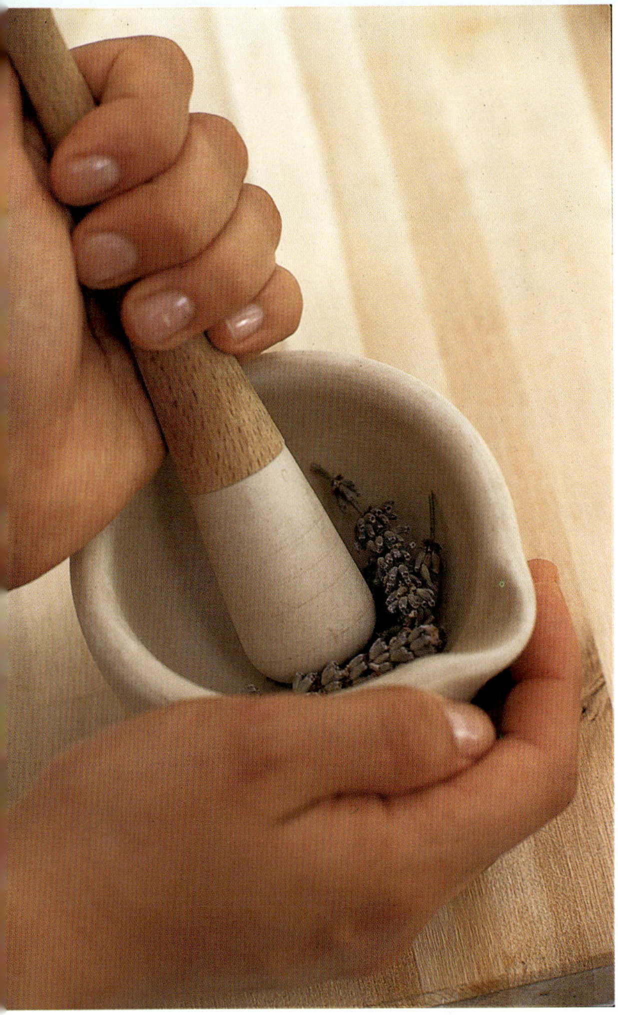

오일 저장하기

에센셜 오일의 질이 어떤지에 비추어 그 성질은 시간이 지남에 따라 저하된다. 이것의 세 가지 주요 원인은 대기 중의 산소, 열, 빛이다. 산소에 오일이 노출되었을 때 산소가 오일 내의 성분을 바꿔놓는다. 이 작용은 산화라고 알려져 있으며, 레몬과 파인같이 테르펜이 풍부한 에센셜 오일에서 더욱더 잘 일어나는 경향이 있다. 열과 빛 또한 산화를 가속화시키므로, 에센셜 오일을 어둡고 밀봉된 병에 보관하는 것이 중요하다.

순수한 에센셜 오일은 병이 개봉되고 나서 1년 이내에 다 쓰여야 하며, 시원하고 어두운 장소에 보관하는데 상자 안에 넣어 두기까지 한다면 금상첨화이다. 에센셜 오일을 살 때에는 항상 어두운 유리병에 담긴 것만을 구입하도록 한다. 만약 위의 방법대로만 한다면 적어도 2년 정도는 유지될 수 있다. 이에 예외가 있다면 바로 시트러스 오일인데, 이것은 구매 후 6개월 내에, 차갑게 보관할 때에는 1년 내에 모두 사용해야 한다.

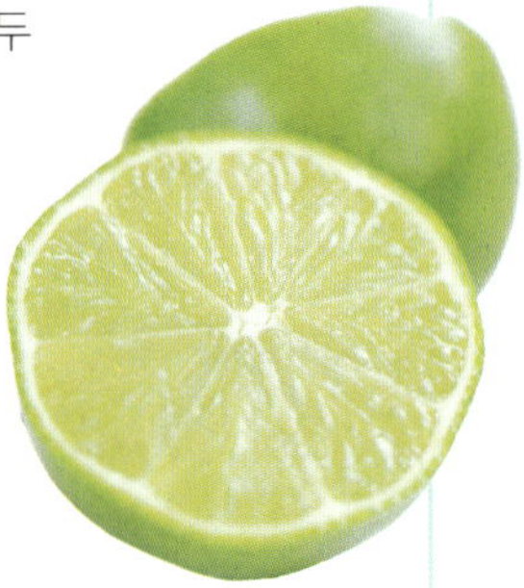

오일 구매하기(Buying oils)

순수한 에센셜 오일은 찾기 힘들지만 인조나 향이 들어간 오일은 피부를 민감하게 만들 수 있다. 따라서 에센셜 오일을 팔뿐만 아니라 그에 관한 안전한 사용에 대해 적절한 상담을 해주는 신뢰할 만한 통신판매 회사나 소매점을 찾아야 한다. '아로마테라피 오일'이라고 쓰인 병은 주로 에센셜 오일을 담고 있으며 그것은 포도씨 오일에 섞여진 것이다. 이 오일들은 저렴하게 보일 수도 있으나, 총 5~10방울 정도밖에 안 된다면 그것은 매우 비싼 것이다. 그것들은 또한 순수한 에센셜 오일의 치유 효과도 가지고 있지 않다. 이 책에서 다루어진 플로랄 워터와 자연 제품들은 모두 자연요법 전문점에서 구입할 수 있다.

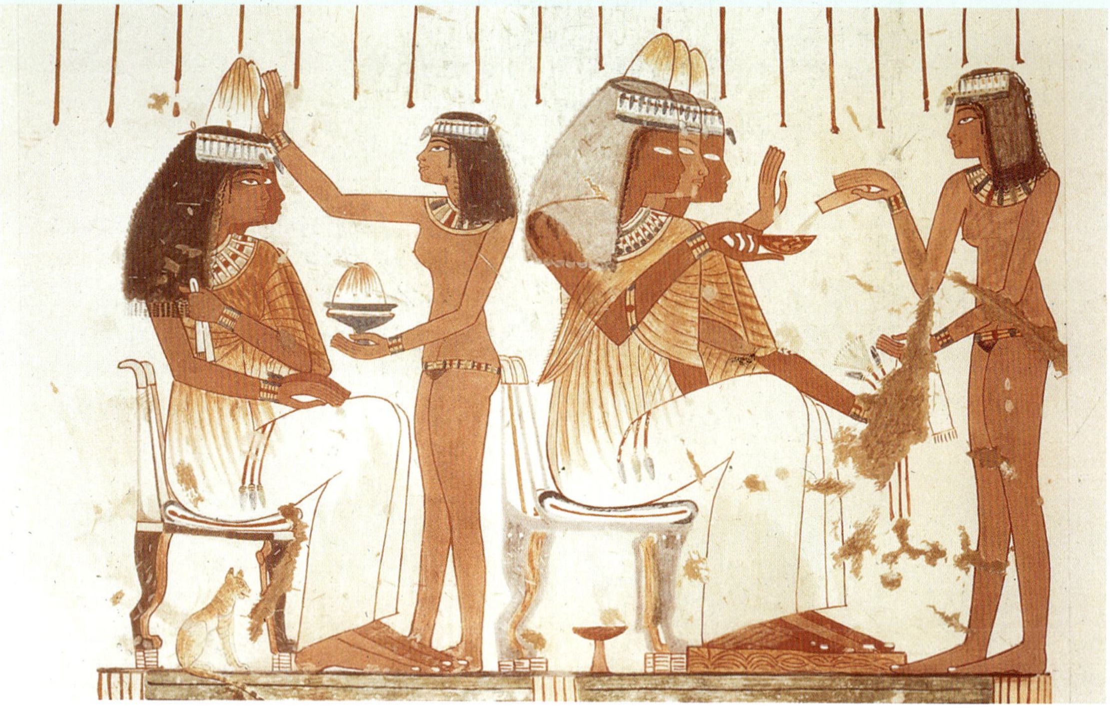

기원전 1400년, 테베의 네바문 무덤에서 나온 벽화로, 연회를 즐기고 있는 것을 묘사한 것이다.

고대의 세계(Ancient world)

기원전 4,500년 정도 거슬러 올라가면, 이집트인들은 향수를 사용하였다. 각자의 이집트 신들은 그들 고유의 향을 가졌으며, 그들의 지위는 향유로 나타내졌다. 이집트인들은 미라를 만드는 데에도, 그 미라의 몸이 3천 년 동안 지속되리라는 것을 예측하고 오일을 사용하였다.

의학의 아버지라고 알려진 고대 그리스의 의학자 히포크라테스는 '건강으로의 길은 매일 아로마 목욕과 향기로운 마사지를 받는 것이다.' 라고 말했다.

고대 인도의 약학 체계인 아유르베다는 식물 추출물과 에센셜 오일을 합하여 그들의 치료 약물에 넣었다. 기독교에서 성경의 출애굽기에 따르면, 신이 모세에게 계명을 내리실 때 몰약, 시나몬, 칼라무스, 카시아, 올리브 오일을 포함한 특별한 오일이 사용되었다. 이 성스러운 오일은 모세의 형제이자 이스라엘의 첫번째 고위 성자인 아론을 성직에 임명하는 데 쓰였다.

유럽에서의 아로마테라피 (Aromatherapy in Europe)

로즈는 동양이 원산지였고, 성전의 수단으로 유럽에 소개되었다. 그들은 아로마를 보존하기 위해서 꽃잎을 올리브 오일에 적셨다. 14세기의 유럽에서는 전염병을 막기 위해 길가의 소나무들을 태워서 바닥에 깔아 아로마 작물을 보호막처럼 이용하기도 했다. 15~17세기 동안 오일의 추출과 사용법 등을 포함한 허브 치료에 대한 몇 가지 책이 나왔었는데, 이는 유럽을 통해서 출판되었다. 영국에서 1653년에 니콜라스 컬프퍼의 그 유명한 *허벌(Herbal)*이란 책이 나온 것이다.

19세기에는 에센셜 오일이 치료제로써 널리 쓰였다. 많은 아로마 재료들이 약국을 채웠는데, 이는 여러 세기 동안 전염병에 대항한 주요 방어물로 여겨져 왔기 때문이었다.

세다, 시나몬, 프랑킨센스, 주니퍼, 라벤더, 로즈마리, 로즈, 세이지 등의 에센셜 오일에 대한 연구는 계속되었고, 카주풋, 체르빌, 네롤리, 발레리안, 파인 등과 같은 새로운 오일들이 개발되었다. 향수와 증류회사들은 북유럽에서 번창했는데 특히 프랑스의 그라스지방에서 그러했다. 또한 상업적 기획사들도 활기를 띄었다.

'아로마테라피' 라는 용어는 프랑스 화학자인 르네-모리스 가뜨포세(René-Maurice Gattefossé)에 의해 만들어졌는데 그는 20세기 초에 리온 지역 주변에서 자랐다. 그의 연구는 많은 에센셜 오일들이 그 때 당시 사용하던 합성 오일들보다 더 나은 살균제임을 보여 주었다. 그가 그의 팔과 머리에 있는 심한 화상에 라벤더를 발랐을 때에, 그것들이 빨리 치료가 되고 흉터가 남지 않는다는 것을 발견했다. 그는 첫번째로 그 자신이 썼던 기사에서 'aromatherapie' 라는 용어를 사용했으며 1928년에 그의 첫번째 책의 제목으로 사용하였다.

오늘날의 아로마테라피
(Aromatherapy today)

현대의 아로마테라피의 줄기는 르네-모리스 가뜨포세(René-Maurice Gattefossé)의 업적으로부터 나온 것이다. 전 세계에 걸쳐 실험실의 과학자들과 테라피스트들의 임상에 의해 연구되어져 왔다. 이 연구의 대부분은 지배적인 과학적 이데올로기에 의해 무언가 어색했는데 이는 거의 에센셜 오일과 그들의 대중요법 효과의 소독과 항생력에만 오로지 관련을 시켰기 때문이었다(병의 근원과는 다른 상태를 소개함으로써 질병을 치료하는 것). 연구는 관상동맥 관리와 노화관리, 불면증 등의 분야에서 성공해오고 있다.

1980년대 초에, 영국의 워위크 대학(Warwick University)의 도드(Dodd) 교수와 반 톨러(Van Toller) 교수는 후각의 매커니즘에 대한 연구로 아로마테라피에 대한 탐구와 실험의 흥미로운 장을 새롭게 열었다. 그러나 회상해보면, 아로마테라피의 개발에서 만들어진 엄청난 진보는 오로지 한 종류의 식물에서 추출하는 순수 오일로 돌아가게 된다. 오로지 현재의 에센셜 오일 제작자들은 이 요구들에 맞춰 오일을 생산하기 시작하고 있다.

프랑스의 The Societé Francaise des Producits Aromatiques 파리지부 사진(1932)

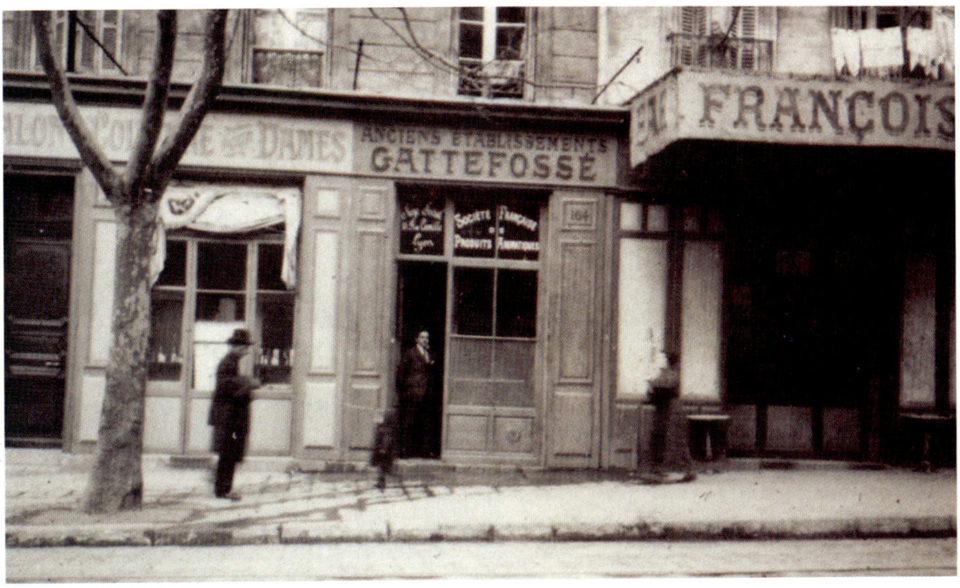

에센셜 오일들은 상당히 향기로운 향이 나기 때문에, 그것들이 향수의 일종이라고 추측하기 쉽다. 이러한 생각은 잘못된 것이다. 이 물질들은 매우 복잡한 분자시스템과 구성을 가지고 인체의 내부와 외부의 치유를 증진시키는 힘을 구성하고 있다.

평균적으로, 하나의 에센셜 오일은 100개의 성분으로 되어 있다. 기술력에 따라 식물 안의 더 많은 성분이 밝혀지고 있으며, 우리가 이에 대해 더 배울 수록 아로마테라피가 어떻게 효과를 내는지 이해할 수 있게 된다. 에센셜 오일의 주요 성분은 다음과 같다.

- 테르펜
- 알코올
- 에스테르
- 알데히드
- 케톤
- 페놀

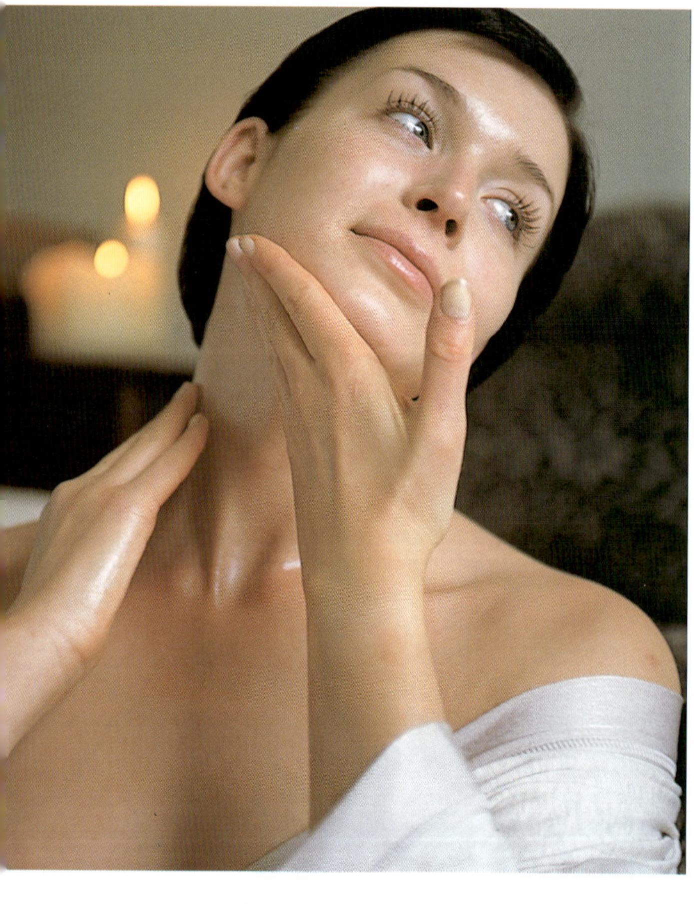

치료적 효과(Therapeutic properties)

존재 그 자체로도 도움이 되는 식물의 효과는 에센셜 오일 안에 들어가며, 아로마테라피 속에서 치료를 위해 쓰인다. 에센셜 오일과 비슷해 보이고 냄새도 비슷한 합성물질들은 테라피적 치유 효과를 가지고 있지 않다. 더 효과적인 치유를 위하여, 오로지 순수한 에센셜 오일만 사용하는 것이 중요한데, 즉 증기증류법이나 압축법 또는 함침법(maceration)(p. 14~15)에 의해 추출된 자연적인 식물 에센스를 쓰는 것이다.

아로마가 얼마나 예쁜지를 떠나서 합성 향수를 사는 것에는 특정한 지침이 없다. 그 이유는 단순히 천연 에센스의 화학적 복제품이라면 의료적 효과는 일어나지 않기 때문이다. 이것은 에센셜 오일 내에 치유효과를 증진시키는 힘은 천연식물의 화학적 조성에 있기 때문이다.

혼합물(Adulteration)

에센셜 오일의 세계에서는 순수한 에센셜 오일의 질에 관한 혼동과 불확실성, 무시하는 등의 경향이 있다. 희석, 자르기, 늘리기, 고화 등을 포함하여 많은 것들이 혼합되어 왔다. 이 모든 용어들이 기본적으로 의미하는 것은 에센셜 오일의 자연상태에서 바뀌어져 왔다는 것이다. 과학적인 테스트를 하면 에센셜 오일의 처방을 읽을 수 있다. 인조 향수는 같은 분자 비율을 보여주기 때문에 테스트가 보여주는 결과는 오일에 뭔가 첨가가 된 것인지 걸러진 것인지 구별하게 된다.

이런 전문화된 테스트가 없었다면 우리가 구매하려는 오일의 양과 순수성을 어떻게 판단할 수 있을까? 때때로 가격이 그 열쇠이다. 그다지 비록 좋지 않은 오일이 높은 가격에 팔릴 수는 있지만, 좋은 오일은 낮은 가격으로 사들일 수 없는 것이다. 에센셜 오일의 순수성과 안전성을 중시하는 제품을 찾거나, 또는 믿을 수 있는 회사를 찾도록 한다.

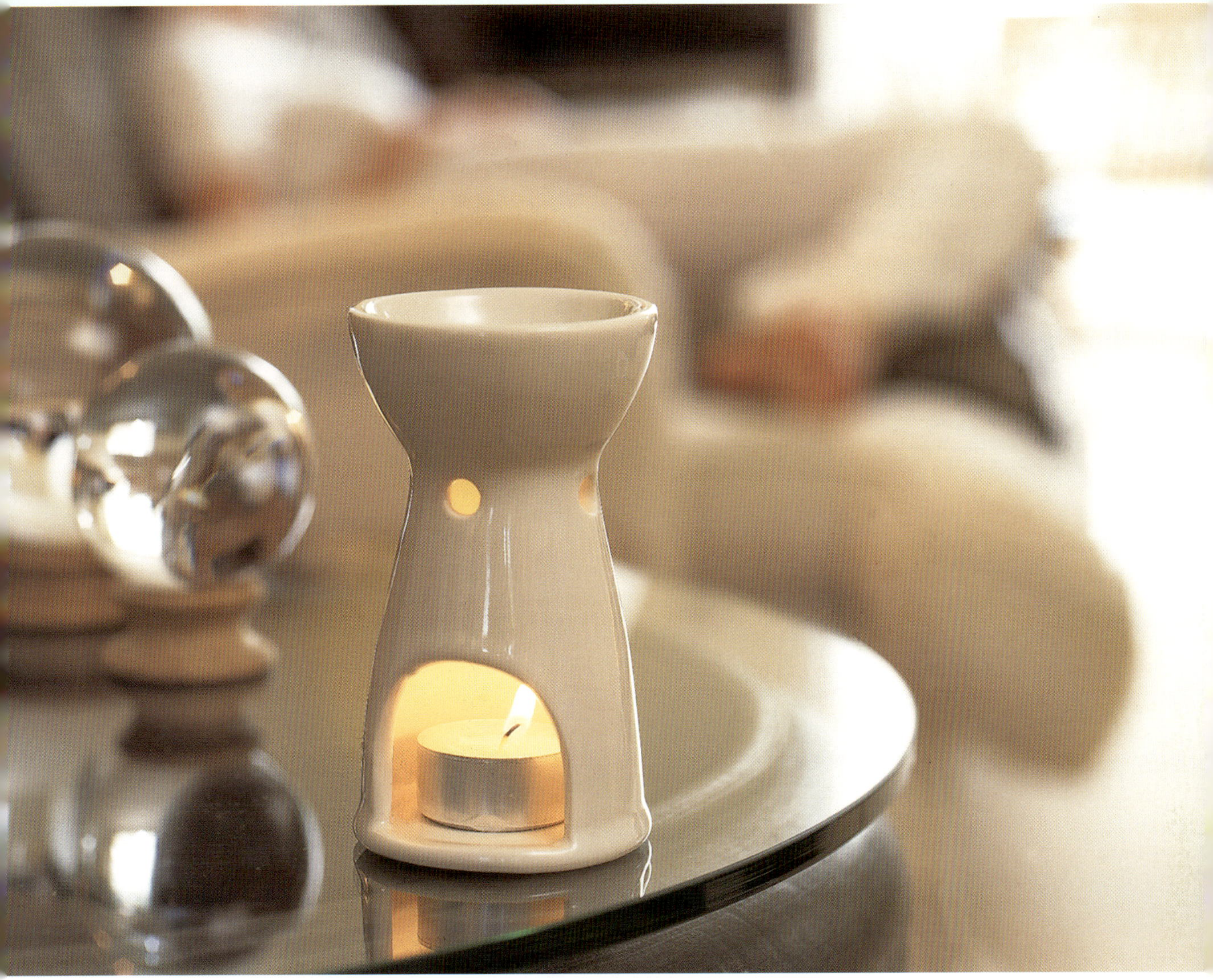

오일이 웰빙을 증진시키는 방법

(How oils promote well-being)

각각의 에센셜 오일은 고유의 화학적 성분을 가지고 있는데 이는 그 식물 자신의 생명을 유지하는 것이기도 하다. 이 성분들은 인체에 좋은 영향을 줄 수 있으며 진정작용, 활성작용, 통증의 경감, 호르몬 밸런스 조정, 이뇨작용 등을 한다.

질병에 대한 면역과 저항 체계에 대한 것은 태도와 행동에서 관찰할 수 있다. 오늘날 세계의 많은 사람들에게 있어서 일생은 혼돈과 충돌, 엄청난 기회의 시간이다. 이것은 건설적이든 파괴적이든 간에 스트레스를 만들어낸다. 심리학적인 연구에 따르면 우울증은 면역체계를 감소시키는데 큰 역할을 한다고 한다. 그러나 우울증이 더 심해질수록 면역체계의 반응이 더 잘 일어나는 경향이 있다.

아로마테라피는 케어가 필요한 사람의 신체적, 정신적, 영혼적인 면을 말해 준다. 아로마테라피는 건강을 질병이 없는 상태라기보다 호전상태로 본다. 그리고 개인의 독특함과 개인의 필요에 맞는 트리트먼트를 맞춰주는 것의 중요성을 강조한다. 에센셜 오일을 사용하는 도중 아로마의 향을 맡고 즐길 때에, 미세한 분자들이 코를 거쳐 몸을 지나 뇌에 미세한 화학적 신호를 보냄으로써 심신을 앙양시켜 준다.

후각체계(Olfactory system)

후각은 항상 인간의 가장 중요한 감각기관 중의 하나이다. 이는 기본적인 생존이나 음식, 적군, 다른 성별 등의 유무를 탐지하기 위해 사용되었다.

에센셜 오일이 흡입되었을 때에는, 작은 분자들이 후각 세포가 위치해 있는 코 천장으로 바로 들어가게 된다. 각각의 세포들은 섬모라고 불리는 작은 털을 내민다. 섬모는 아로마에 대한 정보를 기록하여 후각신경을 통해 뇌의 중추에 보낸다. 여기서부터는 전기화학적인 신호가 후각에 관련한 뇌의 부분에 보내진다. 이것들은 신경화학물질을 유발시키는데 이로 인해 진정작용이나 완화, 자극 또는 도취 등의 효과가 나타난다. 아로마 분자들은 또한 비강을 통해 폐로 들어가 혈류 속으로 확산된다.

후각계 단면도
CROSS-SECTION OF
THE OLFACTORY SYSTEM

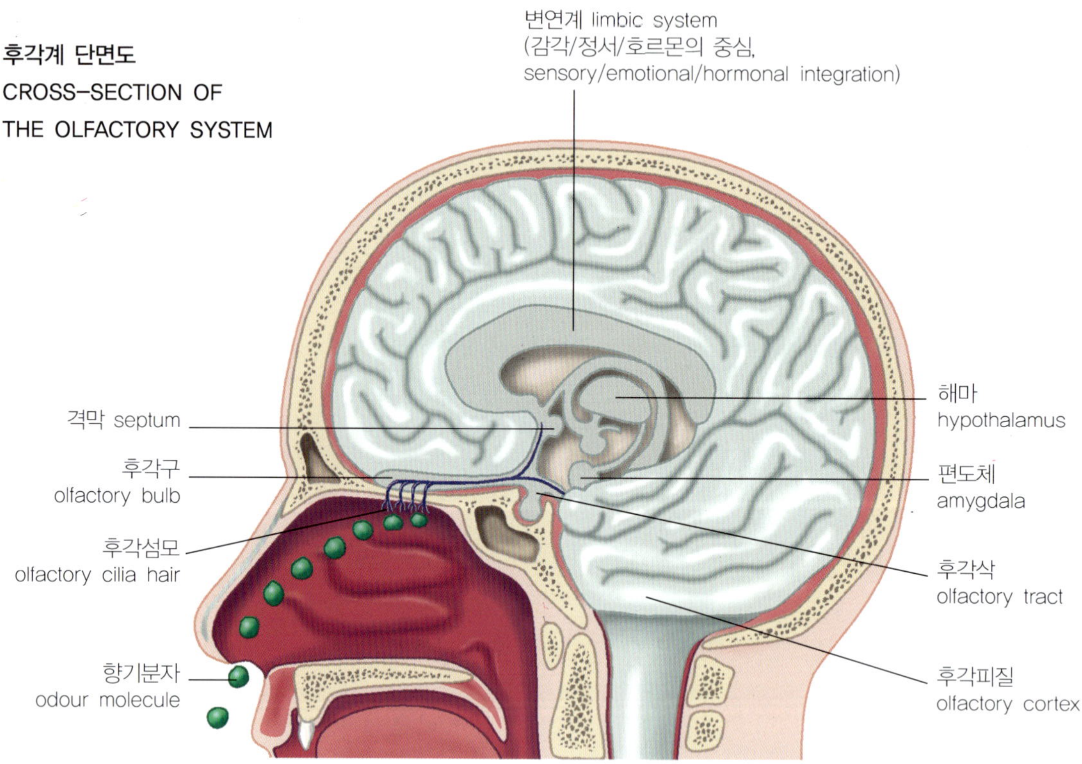

피부단면도

CROSS-SECTION OF THE SKIN

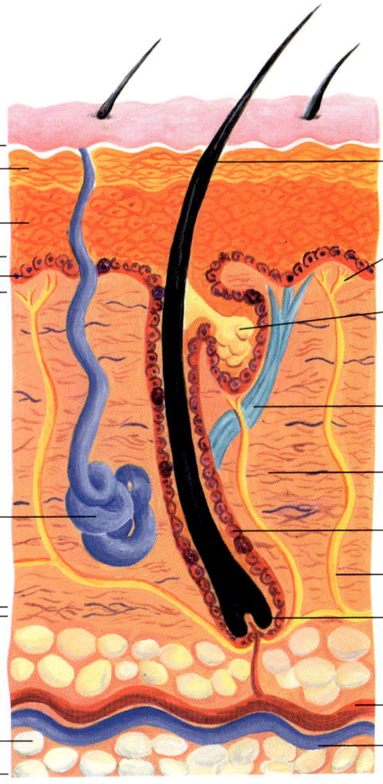

피부(Skin)

에센셜 오일이 피부 표면에 발라졌을 때, 한선과 모낭을 지나 혈류로 흡수된다. 모낭은 피지를 포함하고 있는데 이것은 에센셜 오일의 흡수를 돕는다. 여기부터는 오일이 혈류로 확산되고 림프와 체액에 의해 몸의 다른 부분으로 옮겨간다.

에센셜 오일은 다양한 비율로 몸에 흡수된다. '탑 노트' 에센셜 오일은(p.26~27) 몸에 좀더 빠르게 들어가는데 이는 작은 분자들이 바른 후 30분 안에 순환 체계에 도달하기 때문이다. 혈류에 도달하는데 있어 가장 느린 에센셜 오일은 '베이스 노트' (p. 26~27)인데 이는 훨씬 무겁고 큰 분자 구조를 갖고 있기 때문이다. 피부의 물질을 흡수하는 능력을 테스트하는 가장 기본적인 것은 마늘 한 뿌리를 발바닥에 문지르는 것인데 한 시간 안에 숨쉴 때 그 마늘냄새가 감지될 것이다.

주의: 피부에 상처가 있거나 감염이 되었을 때에는 흡수율이 매우 높아진다. 이것은 곧 피부의 부작용 위험이 증가한다는 것을 의미하는 것이다. 따라서 에센셜 오일은 다친 피부에 바를 때에는 항상 주의를 기울여야 한다.

힌트

에센셜 오일이 피부를 빠르게 통과하는 것을 도와주는 요인은 바로 체온이다. 따라서 에센셜 오일을 바를 부위에 따뜻한 목욕을 하거나 마찰 마사지를 받도록 한다.

에센셜 오일을 사용하는 주된 방법은 마사지, 목욕, 흡입, 증발 등이 있다. 사우나를 하거나 습포를 이용하는 등의 다른 방법 또한 사용된다. 무엇이 본인에게 가장 잘 맞는지를 결정하기 전에 아마도 다음의 방법 중 일부나 전체를 시도해 보고 싶을지 모른다. 방법에 대한 선택은 사용되는 특정 오일이나 오일 혼합물에 따라 좌우된다.

마사지(Massage)

마사지는 아로마테라피 트리트먼트에서 중요한 부분이다. 피부접촉은 인간의 상호작용에서도 매우 감각적이고 편안한 부분이다. 마사지를 할 때에는 기술적인 형태가 필요하기도 한데 세심한 마사지는 병들거나 지친 몸에게 휴식을 취하게 하고 활력을 불어넣어준다. 이것은 안정적인 대화 방법이자 자신의 존재를 느끼게 하는 것이다. 마사지를 할 때 에센셜 오일을 이용한다면, 치유의 손길과 더불어 아로마 향으로 강화된 치유의 세계로 빠져들게 될 것이다. 이것은 우울감을 해소시키고 몸을 치유해 줄 것이다. 마사지는 에센셜 오일을 사용하는 방법 중에 가장 효과적인 것이다.

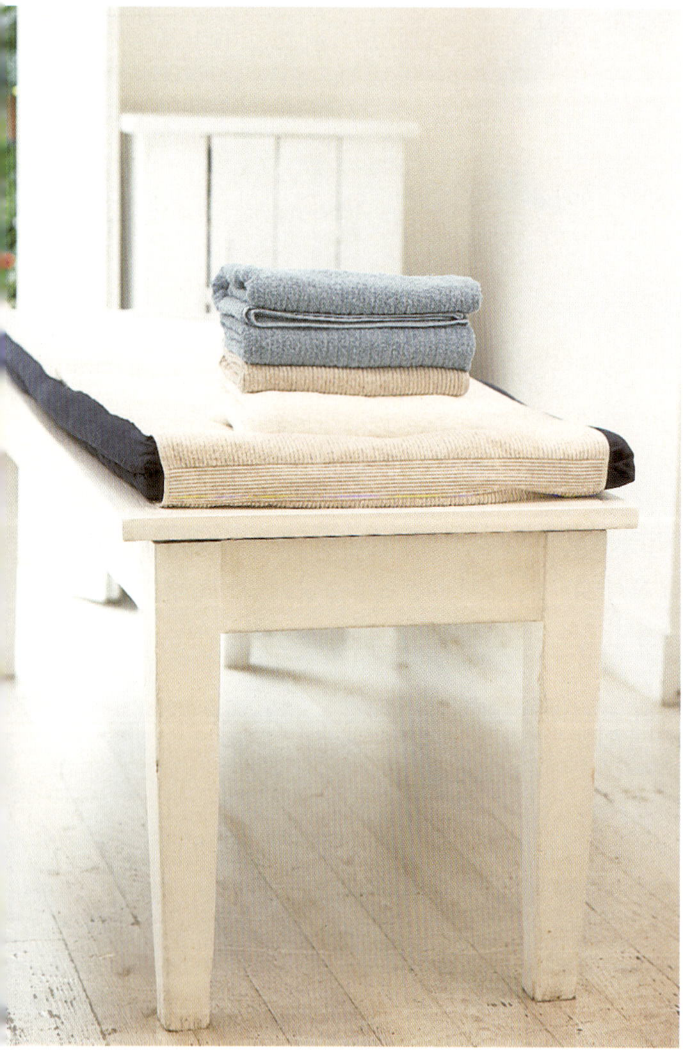

마사지 오일 혼합하기(blending massage oils)

마사지에 있어서 에센셜 오일들은 식물성에 기반을 둔 캐리어 오일(p.28~29)에 섞이게 된다. 절대 순수한 에센셜 오일을 피부에 바로 바르지 말고, 본인이 좋아하는 향의 에센셜 오일을 선택해야 한다.

- 성인에게는 15ml(1/2fl oz)의 식물성 캐리어 오일에 6방울의 에센셜 오일을 첨가한다. 그리고 싱글 오일이나 블렌딩 오일(p.26)을 사용하면 본인이 관리하고 싶은 특정한 상태에 좋은 영향을 줄 수 있다.
- 12세 이하의 아이에게 적당한 마사지 오일을 만들기 위해서는 식물성 캐리어 오일 20ml(3/4fl oz)에 에센셜 오일을 2방울 첨가한다.
- 3세 이하의 아이를 위해서는 오가닉 선플라워 오일 50ml(2fl oz)에 에센셜 오일 1방울을 첨가한다. 오가닉 선플라워 오일이 가장 좋은 이유는 견과류나 열매에서 만들어지는 다른 식물성 캐리어 오일들이 어린이와 아이에게 알레르기를 일으킬 수 있기 때문이다.

목욕(Bathing)

목욕은 에센셜 오일을 사용하는데 있어 또 다른 좋은 방법이다. 보통 휴식을 목표로 한 목욕에 사용되지만, 샤워하는 동안에도 사용될 수 있으며 또는 손이나 발의 부분 목욕에도 쓰일 수 있다.

목욕하기(taking a bath)

- 따뜻한 물을 공급한다. 본인이 가장 좋아하는 에센셜 오일을 4~6방울 정도 넣는데, 싱글 오일을 더 넣거나 블렌딩 오일을 넣어도 된다(p22~23 참조).
- 만약 건성 또는 민감성 피부라면, 블렌딩 오일을 무향 폼이나 밀크 베이스 10ml(1/5fl oz)에 더한다. 그러면 에센셜 오일이 퍼지는 것을 도와준다.
- 적어도 10분 동안은 욕조 안에서 젖어 있어야 하는데 이는 에센셜 오일이 몸에 스며드는 시간이자 휴식을 취하게 하고 진정시키기 위한 시간이다.

아기와 아이들을 위한 목욕 (bathing babies and children)

- 3세 이하의 아이를 위해서는 무향 바스 밀크 베이스 10ml(1/5fl oz)에 에센셜 오일 1방울을 섞는다. 이것은 오일을 확산시켜 주며 아이나 민감성 피부에 자극이 될 수 있는 오일 방울이 물 위에 떠 있지 않도록 해준다.
- 12세 이하의 아이를 위해서는 욕조물을 가득 채우고 무향 바스 밀크 베이스 10ml(1/5fl oz)에 에센셜 오일 2방울을 섞는다.

주의: 목욕물이 눈에 튀지 않도록 조심한다.

샤워하기(taking a shower)

만약 목욕하는 것보다 샤워하는 것을 더 좋아한다면, 에센셜 오일이나 블랜딩 오일 6방울을 무향 샤워 겔 50ml(2fl oz)에 더하고 평소처럼 샤워하면 된다.

에센셜 오일을 일부러 향이 있는 샤워나 바스 준비에 넣으면 안 되는데, 그 이유는 피부가 민감해지는 부작용을 일으킬 수 있기 때문이다.

손이나 발 목욕하기(using a hand or foot bath)

에센셜 오일 5방울을 무향 바스 밀크 베이스 10ml (1/5fl oz)에 넣고 따뜻한 물을 담은 대야나 스파에 첨가한다. 손이나 발을 10~20분간 담근다.

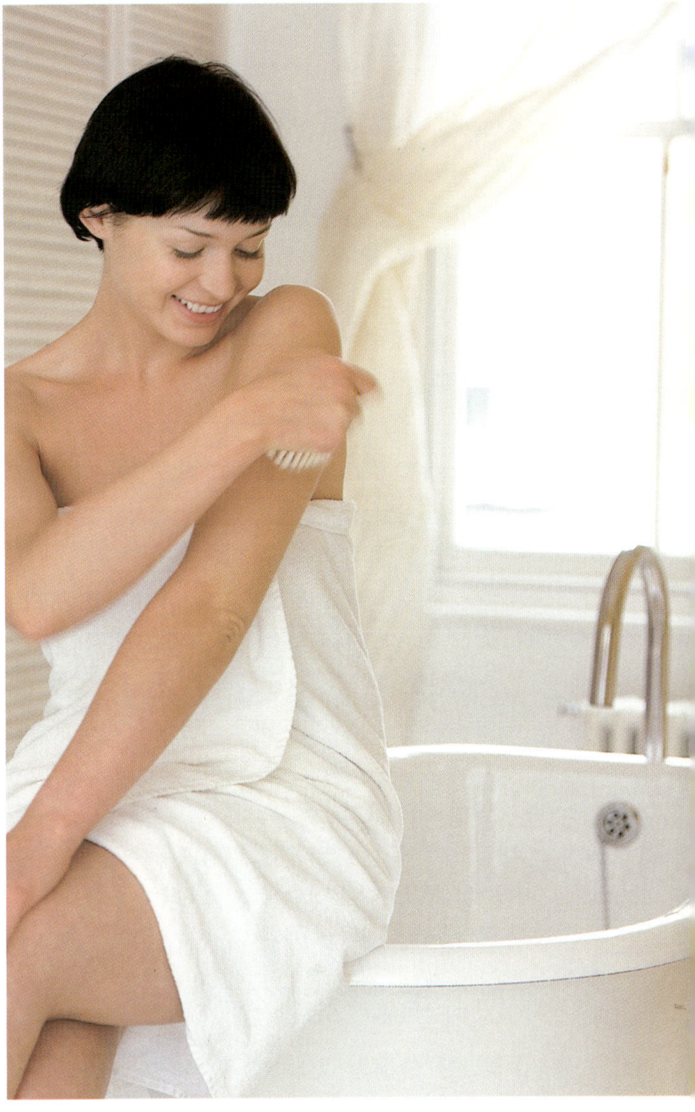

사우나에서 오일 사용하기 (Using oils in a sauna)

물 600ml(1pint)에 에센셜 오일 2방울을 섞어서 열원(heat source)에 보통처럼 뿌린다. 에센셜 오일을 2방울 이상 사용하면 안 되는데, 왜냐하면 몇 가지 오일들(특히 유칼립투스와 페퍼민트)은 그 비율이 너무 강하면 사람에게 눈물을 흘리게 만들기 때문이다.

주의: 만약 일광욕을 바로 할 생각이라면, 사우나에서 시트러스 오일은 절대 사용해서는 안 된다. 시트러스 오일은 광과민성 알레르기를 일으켜 피부로 하여금 과도하게 타거나 물집이 생기게 할 수 있다.

스팀 흡입법(Steam inhalation)

오일을 흡입하는 간단한 방법은 손수건이나 티슈에 싱글 에센셜 오일을 1~2방울 떨어뜨린 뒤 필요할 때에 흡입하는 것이다.

스팀 증기가 코를 통해 호흡이 되는 스팀 흡입법은 감기, 두통, 소화불량, 코감기 등에 효과가 있다. 안전하고 효과적인 스팀 호흡법을 위해서 다음의 지시 사항을 따르도록 한다.

- 따뜻한 물 600ml~1L를 대야 안에 넣는다.
- 에센셜 오일 2~6방울을 첨가한다(싱글 오일이나 블렌딩 오일을 사용해도 된다).
- 머리 위로 타월을 쓰고 대야 위에 머리를 가져간 후, 눈을 감고 1분 동안 코를 통해 깊게 증기를 들이마신다.
- 얼굴이 데일 수도 있으므로 스팀 가까이에 얼굴을 너무 가깝게 하지 않도록 한다.
- 매일 위의 흡입을 몇 회 반복한다.

만약 원한다면 대야 대신에 얼굴 스티머를 사용할 수도 있다. 이럴 때에는 반드시 2~6방울의 에센셜 오일을 넣고 1분 정도 흡입하도록 한다.

주의: 에센셜 오일 그대로를 흡입하거나, 아이들 또는 아기들의 옷이나 피부에 직접 갖다대는 것은 하지 말아야 한다. 오일은 매우 강하므로 심각한 부작용을 초래할 수 있기 때문이다.

증발법(Vaporizing)

방 안에 향기로운 공기를 조성하기 위한 에센셜 오일의 몇 가지 기화법이 있다.

에센셜 오일 버너(essential-oil burners)

이것은 보통 세라믹이나 메탈로 되어 있으며 꼭대기가 오일 저장통 같은 그릇이다. 작은 저장통은 물을 담아놓는 곳인데 램프가 과열되지 않도록 해준다. 나이트라이트 캔들은 불을 켜는 것인데 버너 안쪽에 위치한다. 물 안에 10방울 정도의 에센셜 오일을 넣는다. 불꽃에서 나오는 열이 에센셜 오일로부터 아로마를 공중으로 기화시킨다. 그러나 캐리어 오일을 넣으면 실수로 엎어지면 불이 크게 날 수도 있으므로 넣지 않도록 한다.

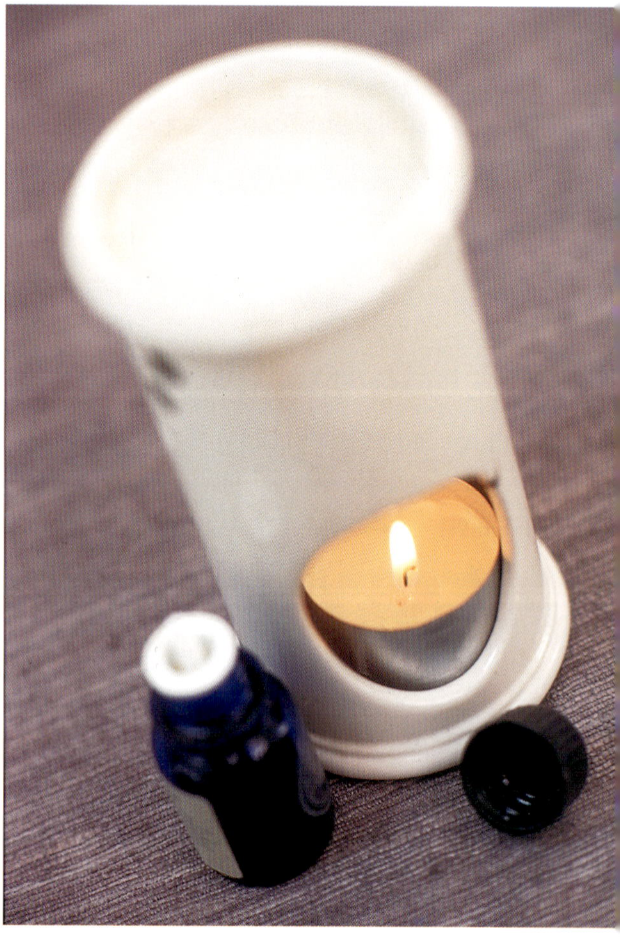

확산기(diffusers)

이것은 안전을 위해 디자인된 전기 제품이며 에센스 오일을 사용하는 것이다. 12방울 정도의 에센스 오일이 확산기에 넣으며, 플러그에 꽂혀서 작동하고 있어도 과열현상이 일어나지 않는다.

만약 어린 아이들이나 노인들을 위해 방 안에 향기를 띄우고 싶다면, 세라믹이나 메탈로 된 그릇보다는 확산기를 사용하는 것이 더 좋다.

가습기(humidifiers)

라디에이터 위의 물통에 에센셜 오일 12방울 정도를 넣어 사용하면 기화기와 가습기 두 가지 역할을 동시에 한다.

룸 스프레이(room sprays)

화초용 스프레이 통에 300ml(10fl oz)의 따뜻한 물을 넣고 싱글 에센셜 오일이나 블렌딩 오일(p.26~27) 10방울을 더한다. 사용 전에 흔들어 주면 된다.

향수(perfume)

블렌딩 오일에 캐리어 오일(특정 질병이나 효능을 위한 것으로 언급된 것; p.58~93)을 섞는다. 그 후 이 혼합물을 병에 넣고 보통 향수처럼 사용하면 된다.

컴프레스(습포) 사용하기
(Using compresses)

컴프레스는 천이나 거즈 패드로 싸여 있는 것인데, 뜨겁거나 차가운 물에 적셔지며, 몸의 불편한 곳에 부착시켜 놓는다. 몸의 적은 부위에만 쓰는 것이기 때문에 더욱 강한 혼합물이 사용된다.

성인을 위해서는 식물성 캐리어 오일 20ml(3/4fl oz)에 에센셜 오일 10방울을 섞어서 마사지할 때 쓴다.

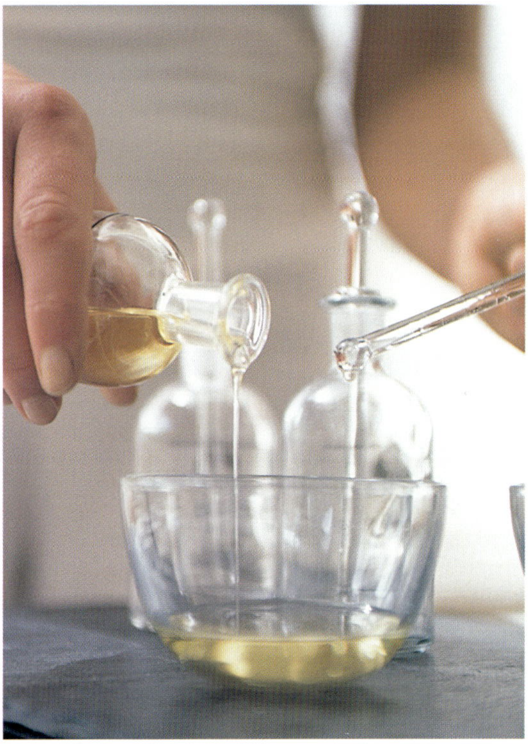

- 마사지 혼합물로 불편함이나 통증을 느낄 수 있기 때문에 그 부위를 부드럽게 마사지하도록 한다.
- 마사지 받은 부위에 따뜻하거나 차가운 습포를 부착하고 30분 동안 둔다. 통증이 있을 경우에는 따뜻한 습포를, 염증이나 열, 염좌 등에는 차가운 습포를 사용하는 것이 좋다.

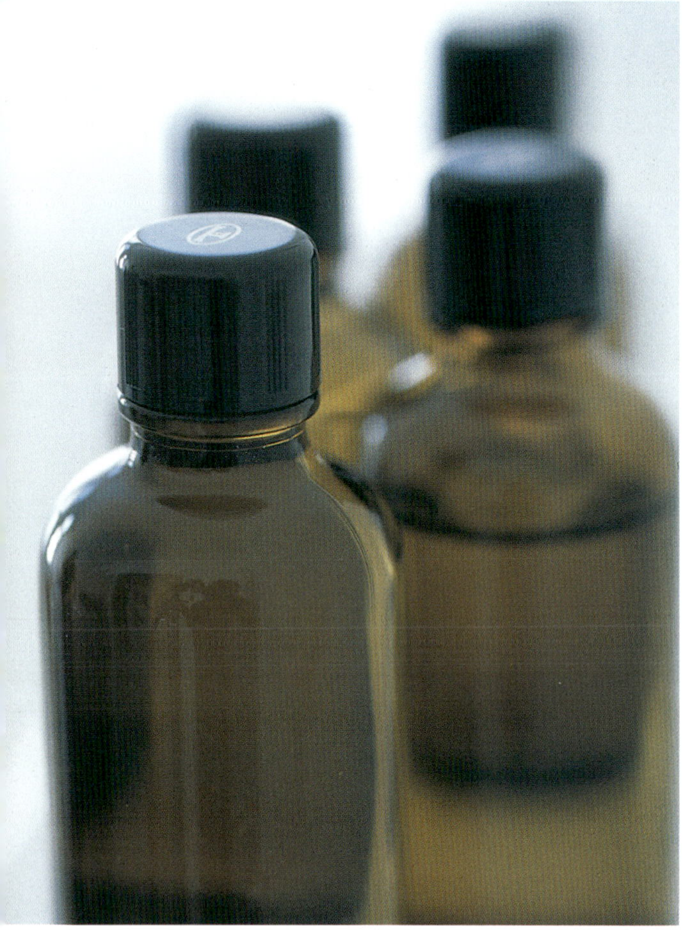

향수산업에서 향수를 만드는 사람을 'NOSE'으로 알려져 있다.

이러한 대단히 중요한 향수제조자는 하나의 향수를 만들기 위해서 수천 가지의 다른 물질과 향기를 연구하고 알아야만 한다.

연속적으로 다른 배합물질을 만들어 보면서, 잘 조화가 되고, 좋은 방향(芳香)을 만들려고 시도한다. 대부분 사람들은 훈련된 NOSE는 아니지만 자기들이 좋아하고, 즐기는 아로마(aroma)는 알고 있다. 다음 장에서 에센셜 오일을 블랜딩하는 법을 쉽게 이해할 수 있도록 도와준다.

상승효과를 위한 혼합액(Synergistic blends)

에센셜 오일들을 각각 사용할 때보다 함께 혼합했을 때 실제로 더욱 효과적일 수 있다. 예를 들어, 라벤더와 카모마일을 혼합했을 때, 카모마일의 항염 작용이 향상된다. 혼합오일(blended oil)이 이런 방식으로 조화 있게 작용할 때, 이 배합을 "시너지(상승작용)"라고 한다.

좋은 시너지를 만들기 위해서는, 치료할 증상뿐만 아니라, 질환의 근본적인 원인을 고려해야 한다. 특별한 조건과 상태에 대한 지침은 이 책의 나머지 부분을 통해서 제공될 것이다.

선택된 에센셜 오일은 치료에 유익할 것이다. 각기 사람의 건강상태는 다르므로 어느 에센셜 오일을 블랜딩할 때 효과적인가를 알아낼 필요가 있다. 블랜딩의 지침으로 시너지 블랜드를 이용하고, 냄새도 맡아보고, 또한 각 질병에 대한 " 다른 유용한 에션셜 오일"에 인용된 다른 에션셜 오일을 시도함으로써 보다 더 적합한 것을 찾을 수 있기 때문이다. 에션셜 오일은 매우 강하므로 표시된 양에 주의해야 한다.

특정 제품의 오일에 페퍼민트 2방울로 표시되어 있다면, 더 넣으면 효과가 있을 것이라고 3~4방울을 추가하지 말아야 한다. 그렇지 않고 추가하게 되면, 피부에 자극만 줄 뿐이다. 때때로 블랜딩 상태가 옅을수록 효과적일 수도 있으므로 표기된 양보다 적게 사용할 수 있다.

탑, 미들, 베이스 노트
(Top, middle and base notes)

병을 열었을 때, 처음 마주치는 냄새는 "탑 노트(top note)"라는 미분자(微分子)로 구성되어 있으며, 몇 초 후 점차 무거운 미분자가 증발하면서, "미들 노트(middle notes)"와 "베이스 노트(base notes)"를 포함한 에센셜 오일의 전체 아로마 향을 맡기 시작한다. 이것이 오일의 향을 맡을 때 첫 반응 후 생각이 바뀌는 이유이다. 무거운 미분자가 나중에 병에서 나오기 때문이다. 아로마 향의 전체 냄새를 느끼려면, 티슈(tissue)나 테스팅 스트립(testing strip)에 약간의 오일을 부어서 하는 것이 제일 좋다.

- 탑 노트: 오랫동안 지속되지는 않지만, 블랜딩에 대한 첫 느낌을 주기 때문에 상당히 중요하다. 냄새는 강렬하고, 침투적이며, 휘발성이 강하고, 극단적이며, 차갑거나 뜨거우며, 따뜻하지 않다.
- 미들 노트: 블랜드의 본체(本體)이며, 뾰족한 모서리를 부드럽게 하고, 각을 둥글게 한다, 가끔 부드러우며, 둥글며, 따뜻하며 감미롭다. 전형적인 블랜딩의 대부분을 이룬다.
- 베이스 노트: 고착제(固着劑)이며, 블랜딩에 깊이를 주며 피부속으로 끌어당긴다. 병에서 냄새를 맡았었을 때, 희미하지만 피부에 발랐을 때 강하게 작용하며, 냄새도 강하게 난다.

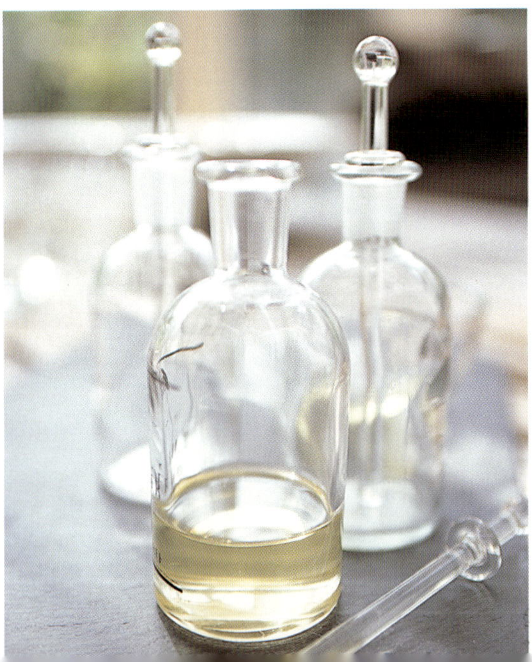

탑, 미들, 베이스 노트 블랜딩하기

에센셜 오일을 블랜딩하는 방법은 탑, 미들과 베이스노트의 에센셜 오일을 이용하는 방법이다.
에센셜 오일의 성명록(p.114~127)에 따라 오일이 탑, 미들 혹은 베이스 오일인지 확인한다.

블랜드를 하기 위해서는 즐기는 아로마 에센스 오일을 선택하여 균형에 맞도록 해야 한다.

당신이 좋아하는 오일들 중에서 탑 노트 1방울, 미들 노트 1방울, 그리고 베이스 노트 1방울을 선택하라.

탑 노트에서 2방울 미들 노트에서 3방울 그리고 베이스 노트에서 1방울을 케리어 오일 15ml에 블랜딩하라. 이러한 방법은 블랜드 향의 전반적인 방법으로 균형 있는 향을 유지할 것이다. 그리고 다른 어떠한 오일들에 비해 독보적일 것이다.

캐리어 오일(Carrier oils)

에센셜 오일은 상당히 강하고 농축된 물질이므로 절대로 피부에 직접 발라서는 안 된다. 역반응이 일어나기 때문이다.

캐리어 오일은 선플라워 오일같은 향이 없는 식물성 오일이며, 에센셜 오일을 섞는 베이스 매개체이다. 에센셜 오일은 희석되지 않은 채로는 거의 사용하지 않으며 캐리어 오일이나 물에 묽게 타서 사용한다. 만약 비타민 B, E가 풍부한 냉압착된 식물성 오일을 캐리어 오일로 사용하면 피부에 효과가 있다.

다음은 일반적인 캐리어 오일들이며(p.128~ 133), 캐리어 오일은 보디 마사지용으로 에센셜 오일과 함께 사용할 수 있고, 자체로만으로 이용될 수 있다.

캐리어 오일은 일반적으로 엷은 색이며, 거의 냄새도 없다.

- 스위트 아몬드 오일
- 살구씨 오일
- 그레이프 시드 오일
- 복숭아씨 오일
- 선플라워 오일

점성력이 큰 캐리어 오일
(Heavy viscous carrier oils)

어떤 식물성 오일은 보통의 캐리어 오일보다 점성력이 강한 편이고 비싸다. 또 무겁기 때문에, 그 자체로는 사용하지 않는다. 그래서 캐리어 오일의 성명록(p.128~133)에서 보는 것과 같이 점성이 있는 오일은 25%까지만 기본 캐리어 오일에 첨가할 수 있다.

이상적인 개인의 블랜딩을 하면서, 각기 다른 피부질환에 캐리어를 적용한다.

- 아보카도 오일
- 이브닝 프라임로즈 오일
- 호호바 오일
- 로즈힙 오일
- 윗점 오일(어떤 사람에게는 알레르기를 일으킬 수 있다)

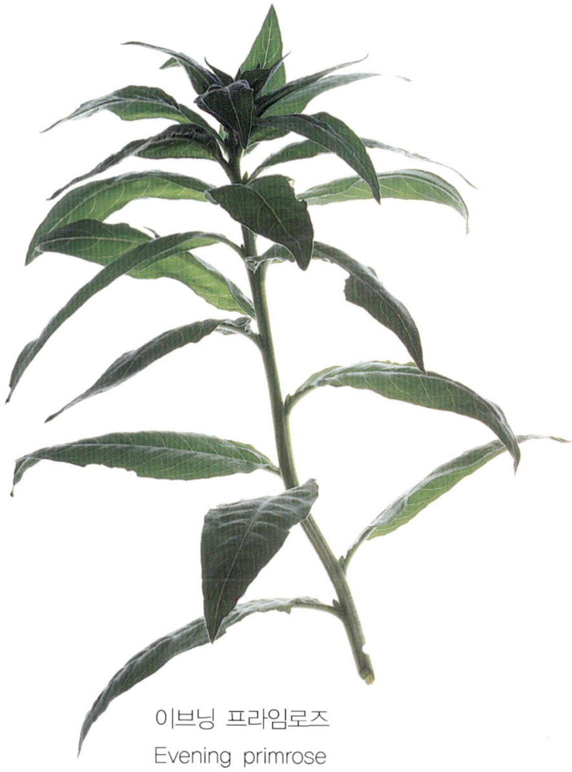

이브닝 프라임로즈
Evening primrose
Oenethera biennis

냉압착 식물성 오일
(Cold-pressed vegetable oils)

냉압착 과정에서, 오일의 본성(本性)의 변화를 최소화하기 위해서 과열은 피해야 한다.
전통적으로 냉압착에는 두 가지 방법이 있다. 하나는 천연재료(씨앗, 견과)를 유압기로 압력을 가해 오일을 짜는 것이다. 이 방법은 연한 오일씨앗이나 올리브, 세삼, 선플라워같은 식물성 물질에만 사용한다,

단단한 너트나 씨앗은 좀더 많은 압착이 필요하므로 큰 "스크루"가 달린 평판압력기를 사용한다. 스크루가 돌면서, 오일이 짜져서 물통으로 오일 방울이 떨어진다.

첫 오일을 "virgin-pressed(처음으로 짜서 얻어진 것)" 오일이다(올리브 오일은 상용적으로 첫번째와 두 번째 압착시의 것이 사용가능하다).

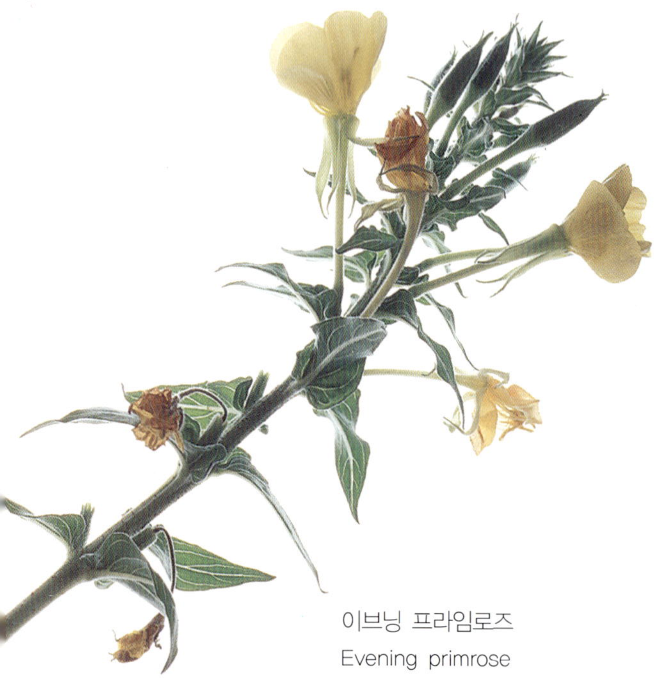

이브닝 프라임로즈
Evening primrose
Oenethera biennis

오일에 더 많은 힘을 가하면 압력이 높아지면서 자연 열이 발생되므로, 70~80℃가 넘지 않도록 주의하도록 한다. 만약 이온도보다 높은 곳에서 만들어진 오일은 "cold-pressed" 로 분류될 수 없다. 짜진 오일을 계속해서 면천으로 거르고, 마지막으로 종이 필터로 거른다. 이렇게 해서 얻어진 오일은 본래의 맛과 영양물을 갖춘 깨끗한 오일이다(아보카도는 예외적으로 차가운 상태에서는 항상 뿌옇다).

메서레이티드 오일(Macerated oils)

메서레이티드 캐리어 오일은 만드는 방법에 따라 부수적인 특성을 갖고 있다(p.14). 기본적인 캐리어 오일과 블랜딩할 때 25%까지 사용한다.

캐리어 오일과 블랜딩하기 (Blending with carrier oils)

캐리어 오일은 피부에 영양을 공급하고, 치료 및 진정효과를 준다. 어떤 질병이나 치료를 위해서 블랜딩할 때 캐리어 오일의 성명록(p.128~133)을 참조하여, 에센셜 오일과 캐리어 오일을 선택하여 에센셜 오일과 섞어 사용한다. 피부의 상태에 따라 차이점이 있다.

추천 브랜드

- 노화피부: 살구씨 오일, 캐롯 오일, 로즈힙 오일
- 건성피부: 스위트 아몬트 오일, 아보카도 오일, 윗점 오일
- 지성피부: 호호바 오일과 하이페리쿰

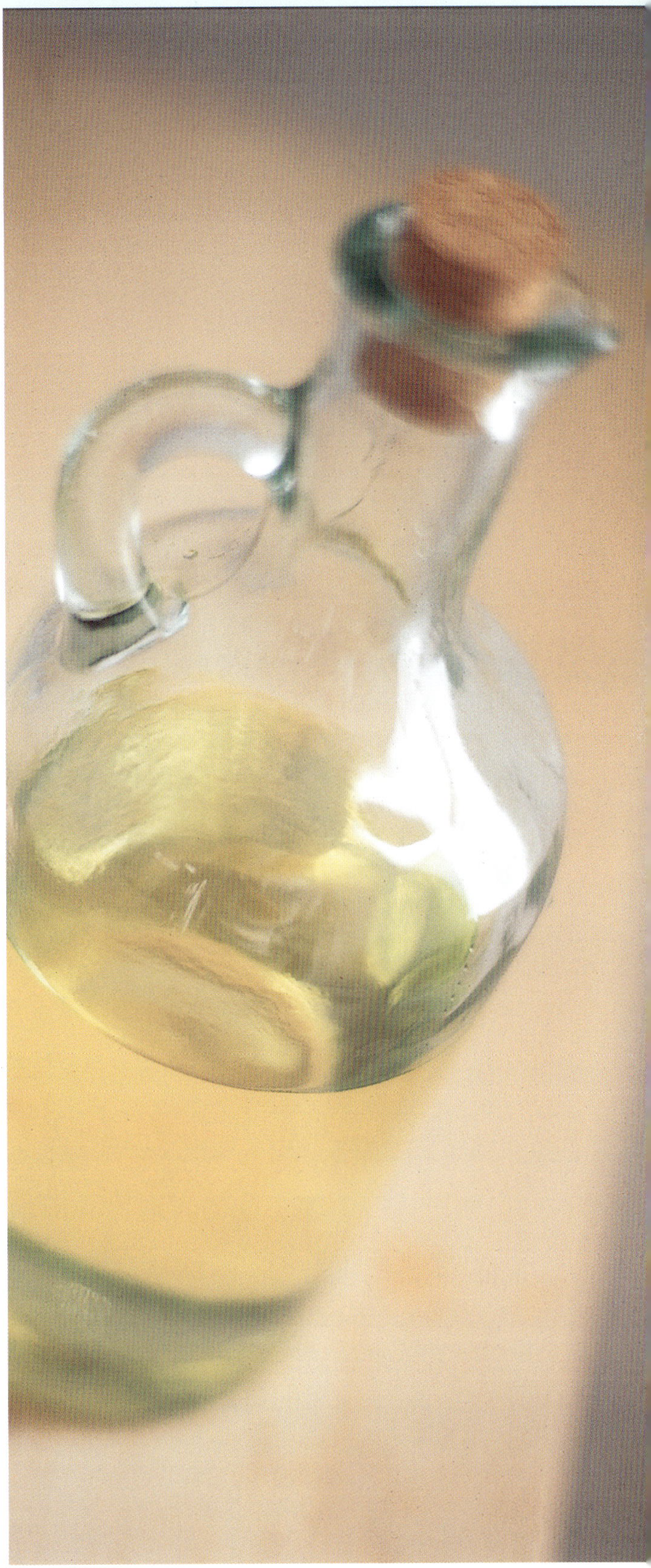

마사지 Massage

인간은 상당히 민감하며 촉각을 가진 피조물이다. 아플 때 아픈 부위를 문질러서 완화하고, 그 고통을 없앤다. 성난 사람을 안아 줌으로써 위로한다. 이런 관점에서, 스트로킹과 어루만져 주는 것은 우리의 건강에 음식과 청결을 주는 것만큼이나 중요하다. 마사지란 손을 통해서 치료를 제공하는 직감적이고 천부적인 능력의 형태로서 의식적으로 진보해 왔다.

숙련된 마사지 기술은 피곤한 몸과 병든 부위를 풀어주면서, 생기를 회복시켜 주고, 온기와 안심을 전달하며, 자신의 가치를 느끼게 한다.
아로마테라피에서, 에센셜 오일의 유익한 특성과 결합된 마사지의 릴랙싱 효과는 신체와 마음과 정신에 행복감을 증진시킨다.

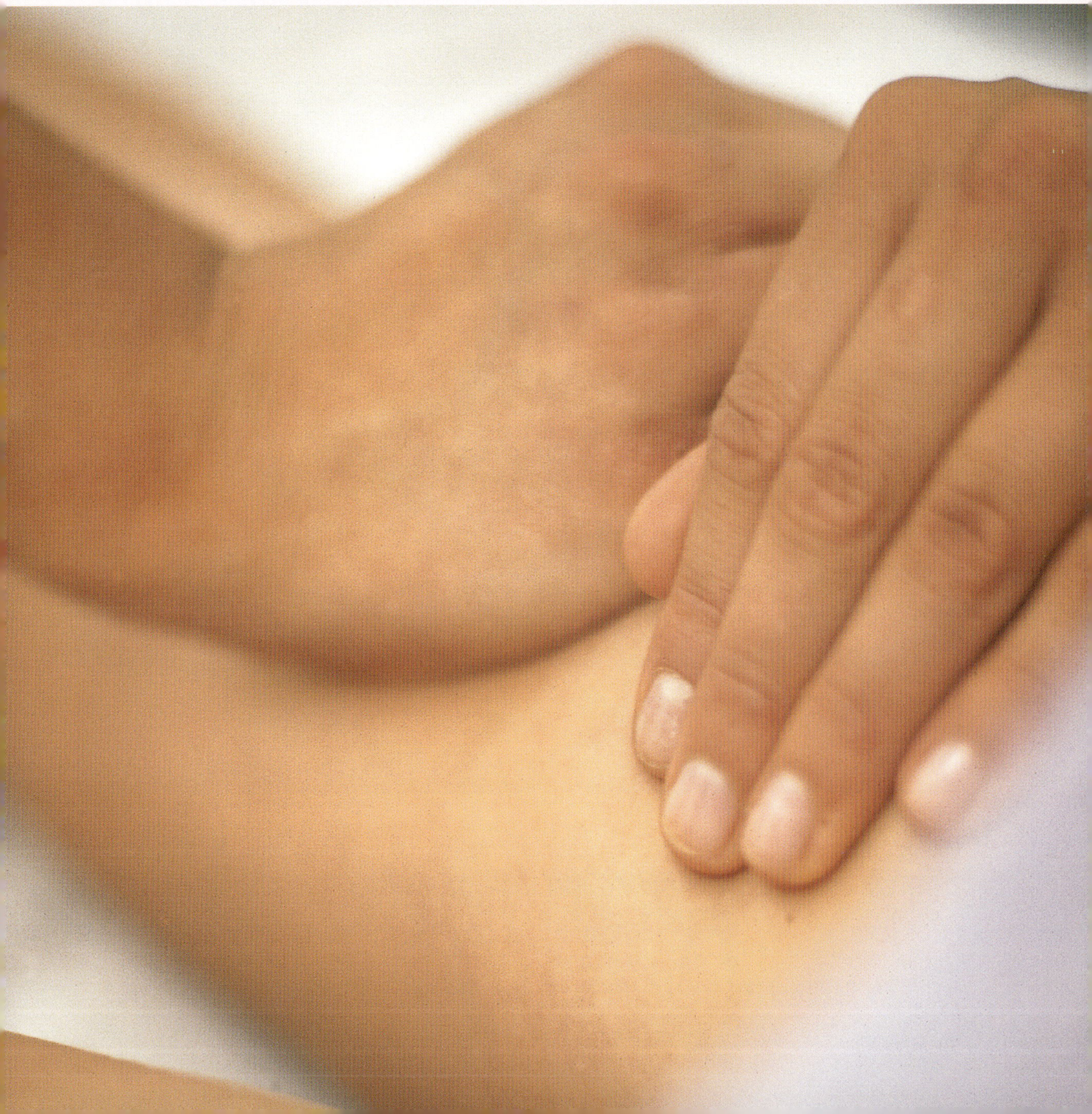

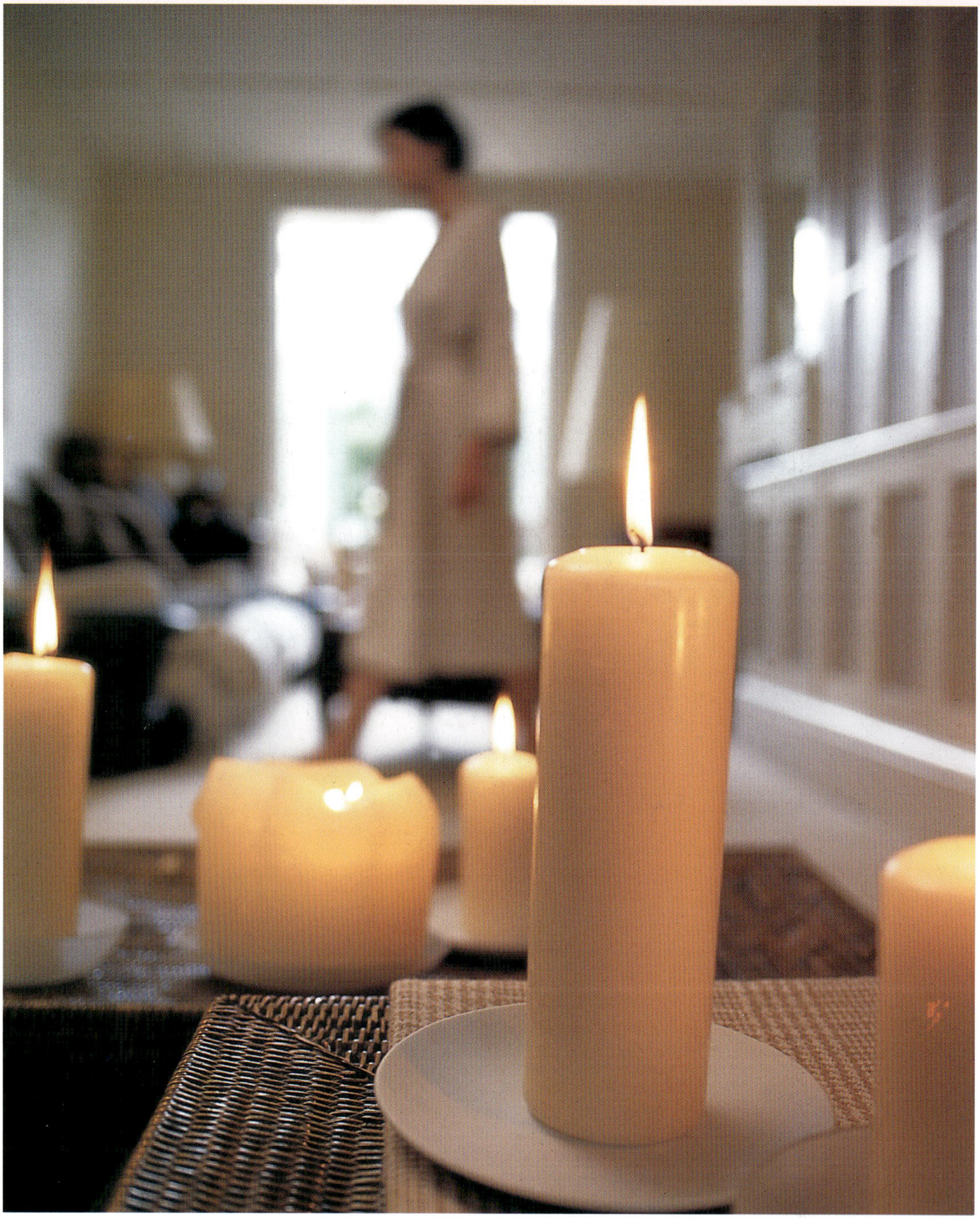

마사지의 효과를 극대화하기 위해서는 시술자나 피시술자 모두 알맞은 분위기 조성이 필요하다. 만약 시술자가 그날 상황이 좋지 못한 날이면, 그로 인한 스트레스가 피시술자에게 전달될 수 있다. 마사지로부터 충분히 유익함을 누리기 위해서 피시술자는 수동적으로 마사지 받을 줄 알아야 한다.

시술자와 피시술자가 끊임없이 재잘거리면서 마사지를 한다면, 마사지 효과를 얻기는 어렵다. 그래서 첫째로 우선 상호 간에 휴식의 느낌과 긍정적인 느낌을 갖도록 만드는 것이다.

마사지할 부위(massage area)

릴렉싱한 분위를 갖춘 평온한 방을 선택해야 한다. 주위 환경은 따뜻하고 상쾌한 것이 좋다. 현란한 색상, 지저분한 분위기의 방은 자극적이고, 폐쇄공포증을 느끼게 하고, 치료 분위기를 막는 장해를 형성할 것이다. 중간색이나, 파스텔풍의 명암은 치료와 긴장완화에 도움이 된다. 평온한 방을 만들기 위하여, 부드러운 빛, 신선한 꽃과 과일볼 혹은 수정(水晶) 제품은 오감을 풍성하게 해준다. 조용한 배경음악으로 방의 분위기를 북돋아 준다.

마사지 침대가 없거나 단단한 나무로 된 테이블이 없다면, 평면바닥에서 시술해야 할 것이다. 이러한 것은 시술자에게 무릎과 등을 상하게 할 수 있으므로 마사지를 하기에 항상 좋은 것은 아니다. 그러나 시술자가 자기 체중을 이용하여 충분한 압력을 사용하기 쉽기 때문에, 피시술자에게는 더 좋을 수 있다. 베드가 너무 푹신하여 제대로 압을 가할 수 없을 때는 베드에서 마사지를 하지 말아야 한다.

피시술자 밑에 편안한 패드(padding)를 제공하기 위하여, 타월로 된 이불이나 몇 장의 담요가 필요하다. 타월을 사용할 때는 목욕용 시트가 사용하기 가장 적합한 크기이거나, 피시술자가 감기에 걸리지 않도록 하며, 마사지를 받는 동안 추위를 느끼지 않도록 한다.

마사지할 때, 마사지 받는 부위만 노출시키고, 신체의 다른 부위는 감싸서 보호한다.

주의: 다음과 같은 상태의 사람은 의사의 진단 없이 마사지 시술을 하면 안 된다.

- 열이 있거나 감염된 자
- 최근 수술을 받거나 골절상이 있는 자
- 고혈압자나 저혈압자
- 당뇨병
- 심장병이나 암환자 같이 중병인 자
- 임신부
- 하지정맥류
- 간질
- 관절과 류머티스와 연관된 관절염

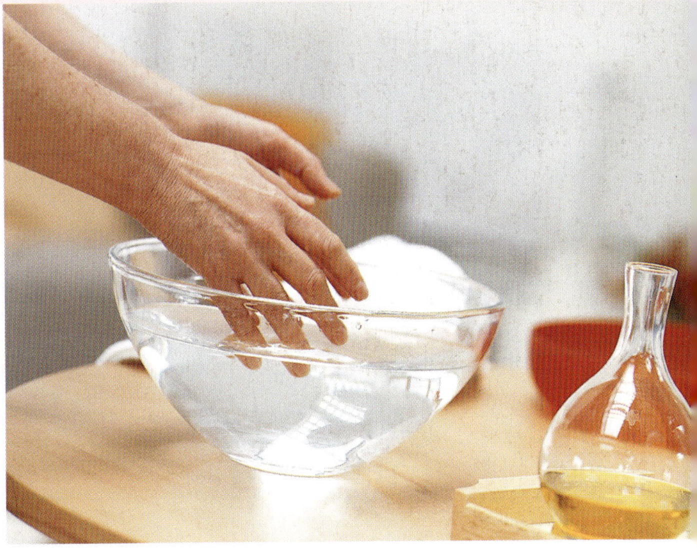

마사지의 목적과 이로운 점

- 신체 에너지의 밸런스를 유지시킨다.
- 림프 순환을 증진되어 독소 배출이 활성화 된다.
- 피곤하거나 아픈 근육 속에 쌓인 노폐물을 분해한다.
- 잘 사용하지 않은 근육과 약한 근육에 활동을 부여한다.
- 억압된 감각에 도움이 된다.
- 좋은 자세를 조장한다.

사람은 온기를 좋아하고, 신체의 노출을 싫어하기 때문에 전문 테라피스트는 완전히 신체를 노출시키는 일은 없어야 한다.

오일 준비(preparing oils)

상승효과의 에센스 오일을 준비하려면-피시술자의 감응(感應)상태나 조건에 알맞게 상승효과를 주는 에센셜 오일을 블랜딩한다(p.58~104). 전신 마사지를 위해 약 20ml(3/4fl oz)가 필요하다. 만약 보디의 한 부분을 마사지하려고 한다면 -가령 얼굴, 등, 혹은 다리- 10ml보다 적은 양으로도 마사지가 가능하다. 결코 신체에 직접 오일을 붓지 말아야 한다. 손을 따뜻하게 하고 손바닥에 적은 양을 부어서 양 손을 문지른 후에 피시술자의 신체에 사용한다.

여기에 설명된 마사지의 연속동작은 아로마테라피 전문 마사지사에 의해 수정하여 번안한 것이다. 이것은 4가지 기본 마사지 동작을 근거로 한다.

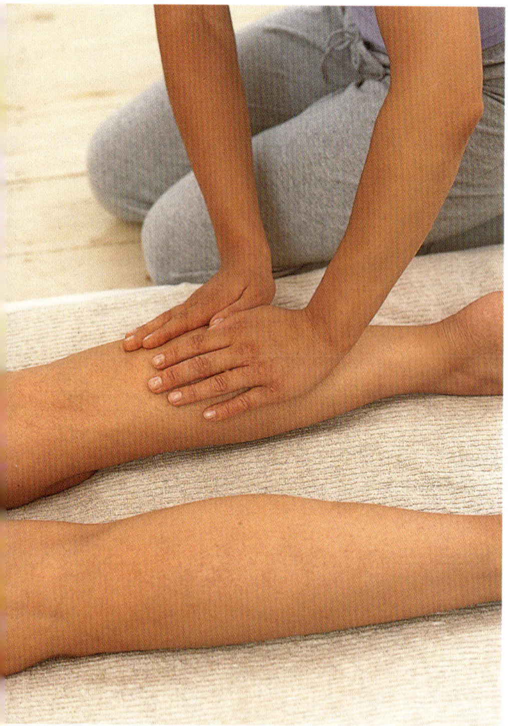

Effleurage: 손 전체를 사용한, 긴 스트로킹(stroking)의 동작 형태

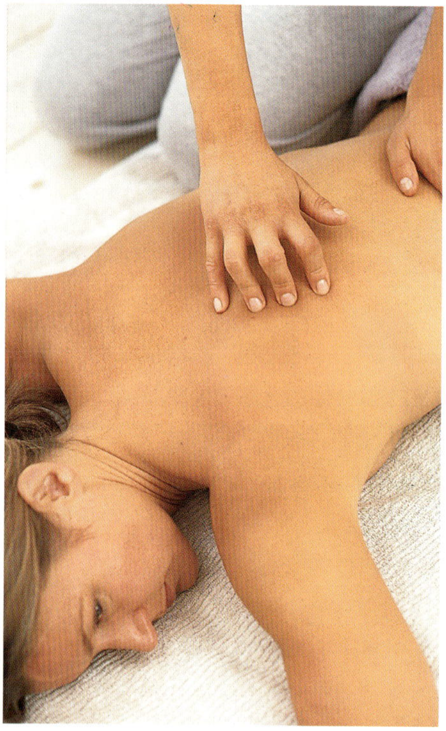

Friction: 지압할 때 엄지나 손가락의 둥근 부분으로 지압하면서 신체의 특정 부위에 작은 원을 그리면서 움직인다.

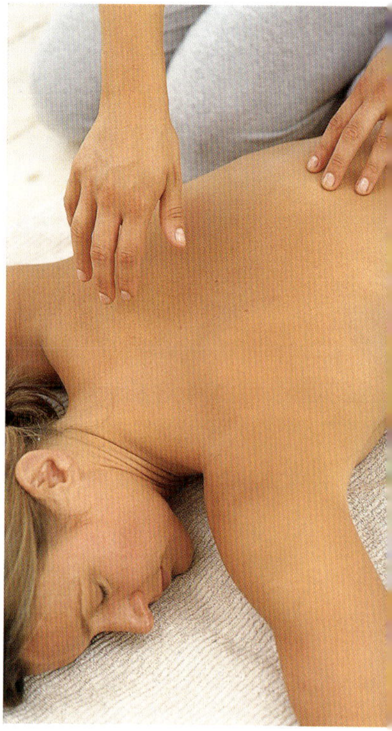

Feathering: 짧고 가볍게 손가락 끝으로 스트로킹하는 것: 손가락들을 부드럽게 계속해서 움직이고 다른 손가락들이 뒤따라 움직이고, 멈춘 후에 5cm 정도의 스트로킹을 한다.

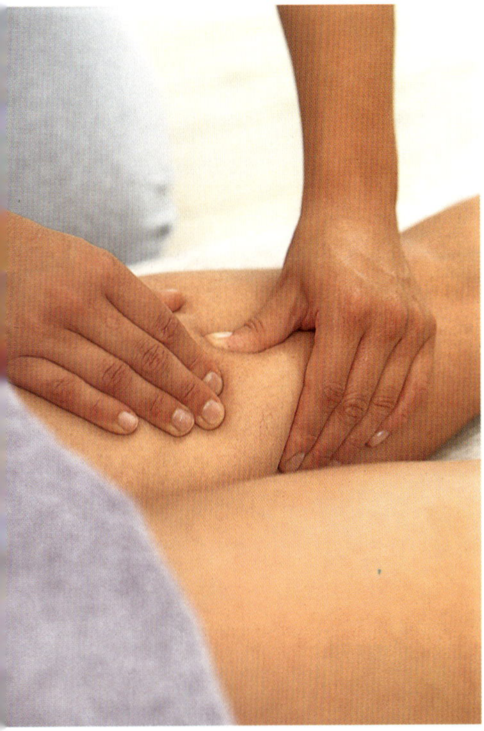

Kneading(안마): 두 손을 함께 사용하여 감싸 쥐는 동작이며, 살찐 근육의 한 부분을 부드럽게 집어 올리면서 쥔다(마치 빵을 반죽하는 동작으로 안마한다).

(percussion, 두둘기거나 세게 치고, 부황 뜨는 듯한 충격의 한 형태이다. 아로마마사지에서는 드물게 사용되며 스포츠마사지 또는 치료마사지에서 사용된다)

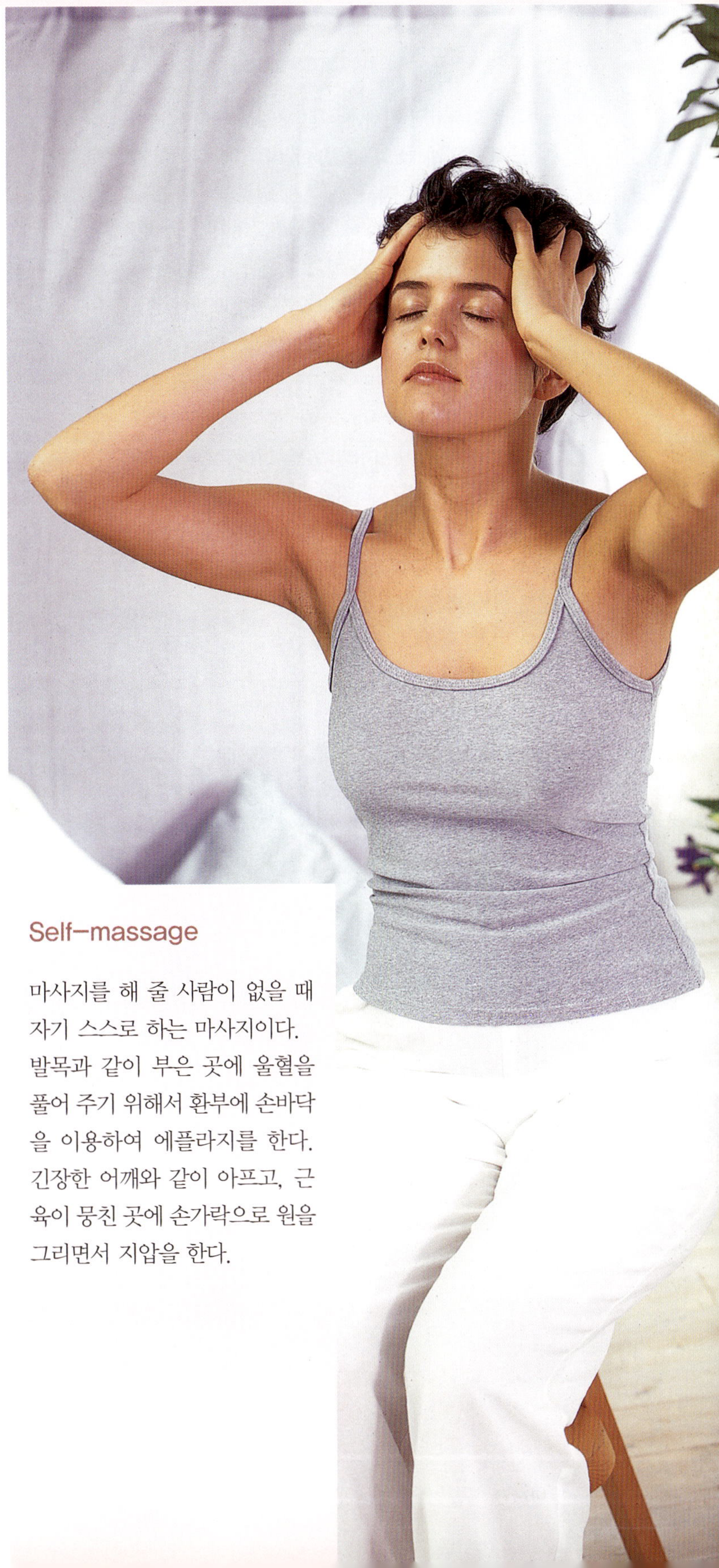

Self-massage

마사지를 해 줄 사람이 없을 때 자기 스스로 하는 마사지이다. 발목과 같이 부은 곳에 울혈을 풀어 주기 위해서 환부에 손바닥을 이용하여 에플라지를 한다. 긴장한 어깨와 같이 아프고, 근육이 뭉친 곳에 손가락으로 원을 그리면서 지압을 한다.

마사지시 중요점(Watchpoint)

- 절대로 피술자의 신체에 직접 오일을 붓지 않는다. 손을 따뜻하게 하고, 소량을 손바닥에 부어서 두 손을 잘 비빈 후 피시술자에게 바른다.
- 아로마테라피 마사지는 압을 이용하거나 가벼운 스토로크 마사지를 이용하기도 한다. 손에서 근육질을 느낄 필요가 있고 피시술자는 난타를 당한다거나 간지럽다는 느낌을 받고 싶어하지 않는다.
- 마사지할 때, 오일을 좀더 적용하고 싶더라도, 마사지를 통해서 피시술자의 신체 접촉을 시도하려고 노력해야 한다. 마사지는 일률적이고 연속적으로 흐르는 동작과 같은 느낌을 갖도록 해야 한다. 흐름을 끊는 것은 피시술자에게 당혹감을 줄 것이다.
- 척추 및 무릎 관절과 쇄골처럼 뼈 부위는 절대로 강압을 하지 말아야 한다.
- 척추의 양 옆이나 엉덩이처럼 큰 근육 부위는 강하게 압을 준다.
- 일반적으로 아로마테라피 마사지 동작은 천천히 깊게 한다. 시술자의 상태에 따라, 동작은 긴장을 풀어 주고 자극을 주는 쪽으로 한다. 아로마테라피 마사지는 신체와 정신에 균형과 효과가 있어야 한다.
- 마사지를 할 때는 온몸으로 시술해야 하며, 팔이나 손으로만 해서는 안 된다. 예를 들면 뒷다리는 부드러운 스토로크로 길게 적용해야 하며, 팔이나 어깨근육보다는 신체의 무게를 이용하여야 한다. 자신의 동작이 부드럽고 유연한 동작일수록 피시술자는 그 만큼 더 이완과 편안함을 느낀다.
- 중요한 점은 온몸으로 마사지를 하는 것으로 자신의 호흡을 의식해야 되는 것이다. 마사지를 할 때 호흡을 깊고 천천히 하는 호흡기술을 사용할 것이며, 이것이 피시술자에게 릴렉스된 느낌을 전달할 것이다.
- 주려고 하는 즐거움이 가미된 느낌은 마사지에 의해서 기억될 것이다. 전문마사지사는 대가에 대한 보답으로 마사지를 할 필요는 없다. 호의적인 터치는 그것 자체로 완전히 다른 효과를 만든다.

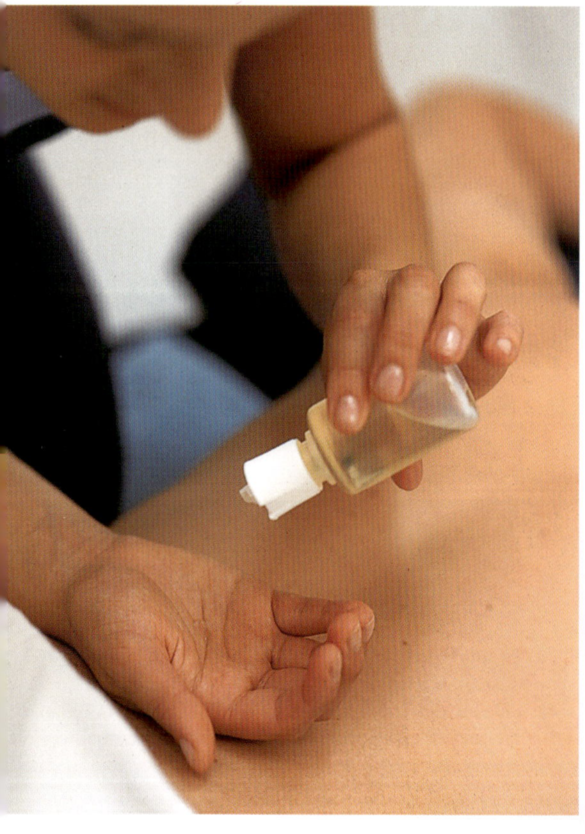

마사지 순서(Massage sequence)

등에서 시작을 하여 얼굴과 머리에서 마사지를 마친다.

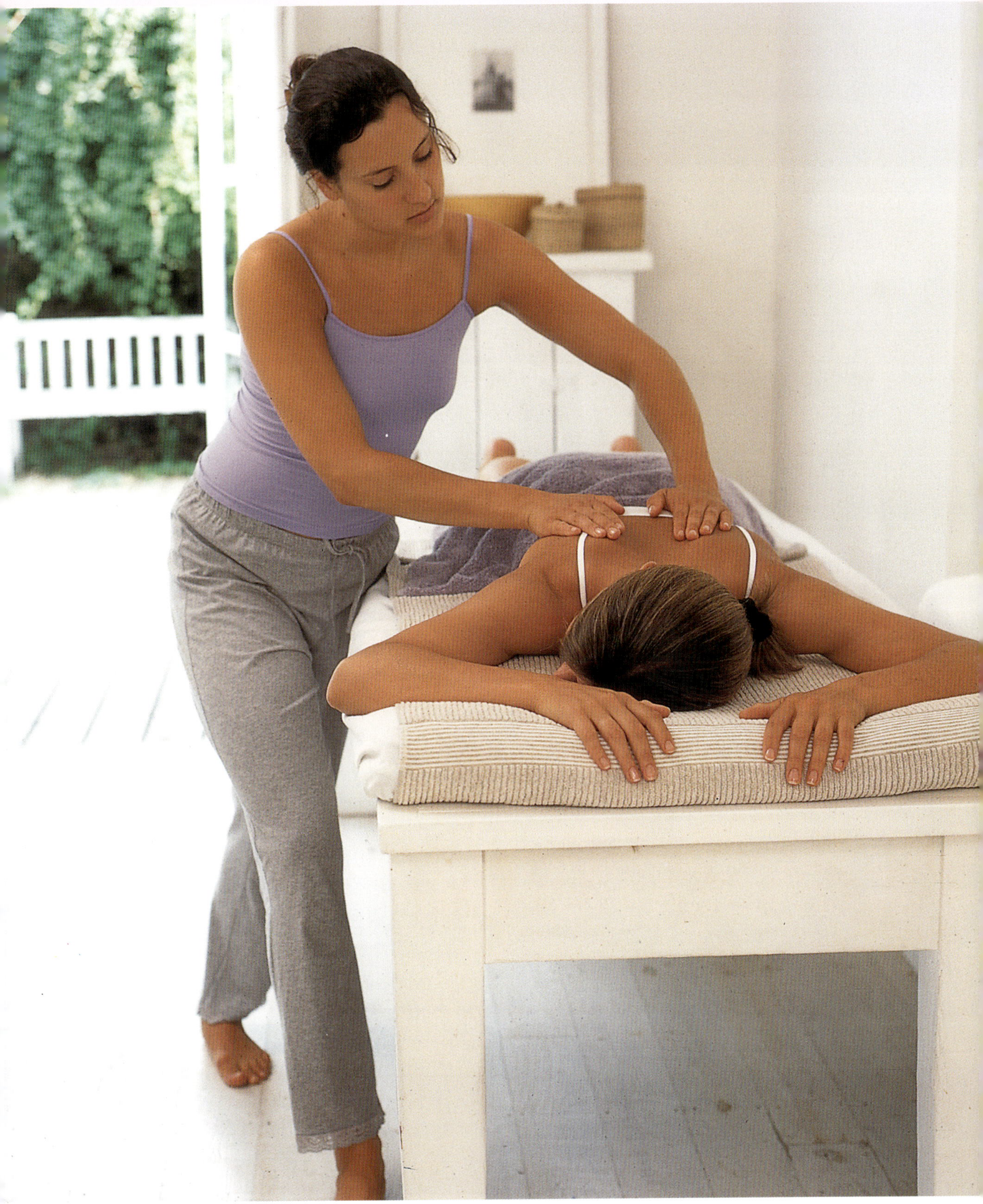

등(Back)

준비(preparation)

- 마사지 받는 사람을 엎드리게 하라. 머리는 한쪽으로 향하도록 해야 하며 팔은 몸 옆에 편안하게 두도록 한다. 어떤 사람들은 그들의 발목 아래에 돌돌말린 수건이나 베개를 놓으면 더욱 편안함을 느낀다(그림 참조). 이것은 허리통증을 완화시켜 준다.

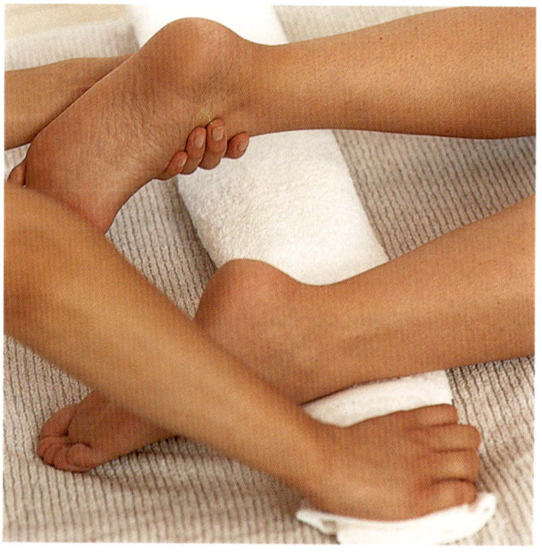

- 상대방을 두 개의 목욕수건으로 목부터 발까지 덮어라. 만약 당신이 마사지테이블을 사용하고 있다면 당신의 발을 약간 벌려서 서라. 그래야 당신은 무릎을 구부릴 수 있고 마사지하기 위해 상체를 숙일 수 있다. 만약 바닥이라면 당신의 무릎을 약간 벌린 상태에서 무릎을 꿇고 앉아서 실시한다.
- 당신의 손에 오일을 바르기 전에, 양 손을 마사지 받는 사람의 등 윗부분과 아랫부분에 부드럽게 올려 놓아라. 이때, 숨을 깊게 쉬라고 요청하면 당신은 마사지 받는 사람의 리드를 따라갈 수 있다. 그리고 몇 초 동안 같이 호흡하라. 이것은 둘 다 차분하게 해주고 마사지 받는 사람을 편안하게 하며 당신의 터치에 익숙하게 만든다.
- 손을 따뜻하게 하고 손에 오일을 발라라. 수건을 당겨서 엉덩이 갈라진 부분의 절반을 노출시킨다. 안정되면서 위로 향하는 계속적인 에플라지(effleuage)를 사용하면서 등 전체에 오일을 발라라. 이를 4회 반복한다.

동작(movements)

1. 등의 아래에서 시작하여 당신의 손을 척추 양쪽에 위치시키고, 손가락들은 서로 가깝게 모은 뒤 힘을 뺀 상태에서 머리 쪽을 향하게 하라. 손이 목에 닿을 때까지 상체를 구부리면서, 손바닥 전체를 사용해서 척추 양쪽을 쓰다듬어 준다. 어깨 넘어서는 손을 양 옆으로 벌려서 몸의 옆을 따라 미끄러지듯이 쓸어내려 준다. 이때 손가락은 거의 테이블이나 바닥에 닿는다. 엉덩이 부분과 척추 아랫부분을 마사지할 때는 부드럽게 척추 쪽으로 당겨주고 다시 부드럽게 처음 시작한 부분으로 돌아간다.

2. 손으로 등 아랫부분부터 시작하면서, 위쪽으로 견고하게 에플라지를 하고 손이 어깨에 닿았을 때는 한손을 다른 손 위에 위치시켜라. 손가락들이 머리 쪽을 향한 상태에서 확실한 에플라지를 8자 모양으로 견갑골(어깨뼈)을 실시한다.

3. 손을 펴서 손가락 끝을 각각의 어깨에 놓고, 엄지 손가락으로 양 어깨뼈 사이를 깊게 원을 그리면서 마사지한다. 당신은 피부 아래에 근육이 뭉치거나 노폐물이 쌓여서 된 작은 혹 같은 것들이 있는 부분에 도달할 수도 있다. 이 부분에서 당신이 발견할 수 있는 근육의 긴장(예: 혹)이 부드러워질 때까지 계속 마사지한다. 때때로 마사지 받는 사람들은 편안함에서 나오는 신음을 가져오는 둔한 감각, 즉 건강에 도움이 되는 통증을 경험하게 될 것이다. 만약 이것이 통증으로 인한 비명이라면, 이것은 근육이 스스로를 보호하기 위해 수축했다는 것을 의미한다. 이런 경우에는 즉시 손의 압력을 줄여 준다.

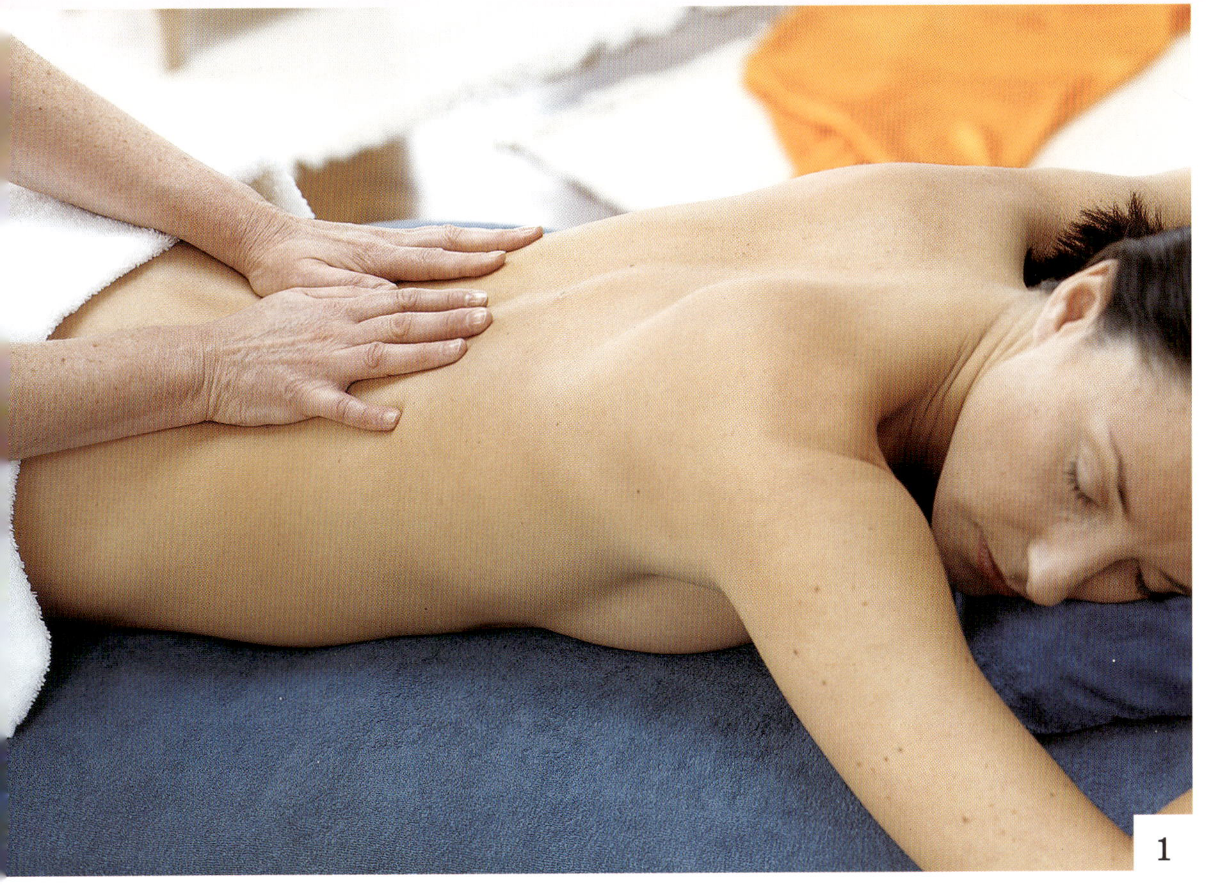

1

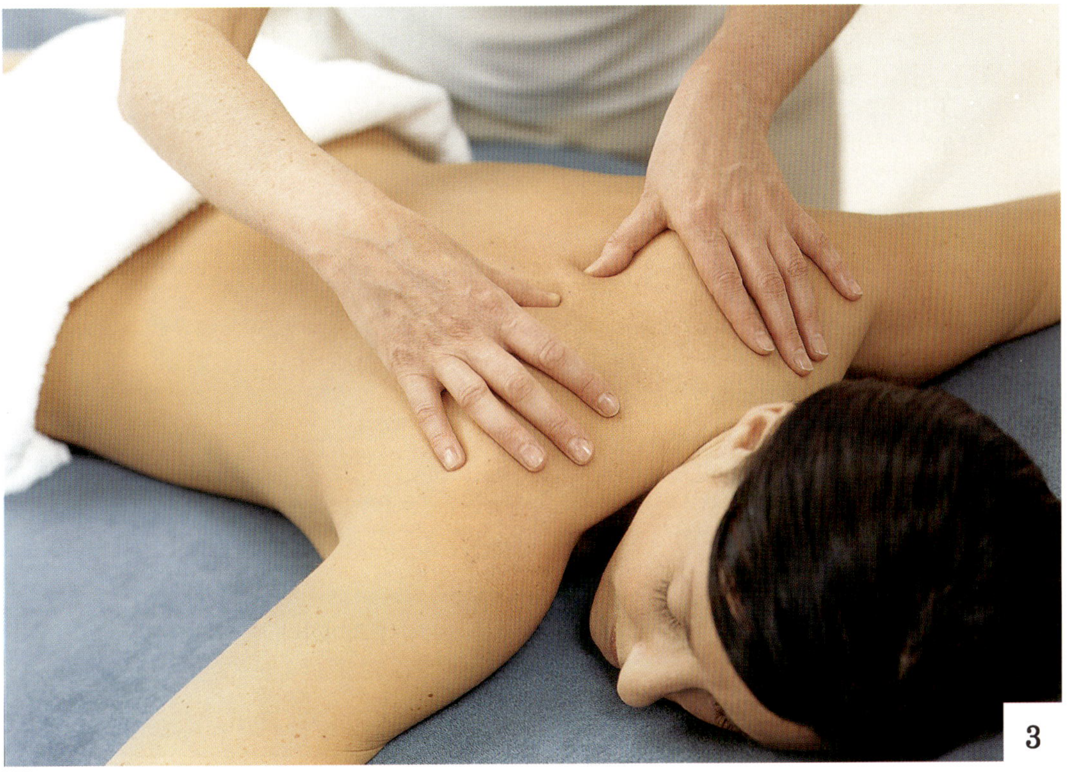

3

4. 어깨에 있던 손가락을 펴고 부드럽게 등 아랫부분, 즉 처음 마사지를 시작한 부분까지 몸 옆을 따라 에플라지 마사지를 실시한다(1번에서 했던 것처럼).

5. 손이 척추 아랫부분에 도달했을 때, 당신의 엄지손가락을 척추의 양 옆 허리 부분에 위치시킨다. 허리 양쪽에 있는 손가락들에 힘을 빼고, 엄지손가락의 바닥으로 2.5cm의 지름으로 원을 그리면서 깊게 마사지한다. 그러면서 몸의 양쪽으로 올라갔다가 내려온다. 다시 손가락을 척추 아랫부분으로 가져오고 엄지손가락을 척추 양 옆 처음 시작했던 장소보다 2.5cm 아랫부분에 위치시킨다. 허리아랫 부분과 엉덩이 부분에 원을 그리면서 깊게 마사지를 계속해서 양쪽으로 내려간다. 이러한 과정을 4~5회 반복하여 허리와 척추 아랫부분 그리고 엉덩이 부분 전체를 마사지한다.

6. 두 손을 펴서 허리와 그 아랫부분에 위치시킨다. 엄지손가락은 머리를 향하도록 둔 채 나머지 손가락들은 몸 양쪽으로 쫙 펴서 손바닥 전체에 압력을 가하면서 몸의 양 옆을 향해 허리와 엉덩이 부분으로 미끄러진다. 테이블이나 바닥에 닿은 손을 쉬게 하고, 손을 펴서 다시 허리와 척추 아랫부분으로 가져와 움직임을 반복해 준다.

7. 1번과 같이 등 전체에 에플라지 마사지를 실행한다.

8. 등 마사지를 끝내기 위해서 에플라지 마사지를 반복한 후에 다시 목의 아랫부분으로 돌아와라. 그리고 손가락 끝을 이용한 짧고 가벼운 2.5cm의 깃털 스트로크(stroke)를 이용하여 부드럽게 척추 아래로 내려와 등의 아랫부분에서 끝낸다.

9. 등 전체를 수건으로 덮고 마사지 받는 사람을 따뜻하게 해준다.

림프 마사지(lymphatic massage)

이것은 림프 배액(흐름 및 배출)을 개선시키는데 효과적인 마사지어서, 부종(oedema)의 치료방법으로 발전되어 왔다.

몸 전체를 아주 약한 압력으로 손 전체를 사용하여 천천히 문질러 준다. 손의 무게는 몸 표면의 림프를 이동시킬만한 압력을 가하며 이동한다. 마사지의 방향은 항상 림프절에서 가장 가까운 곳을 향한다.

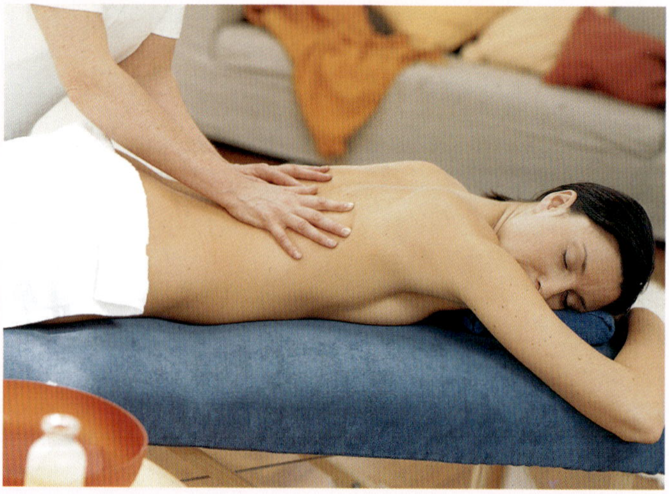

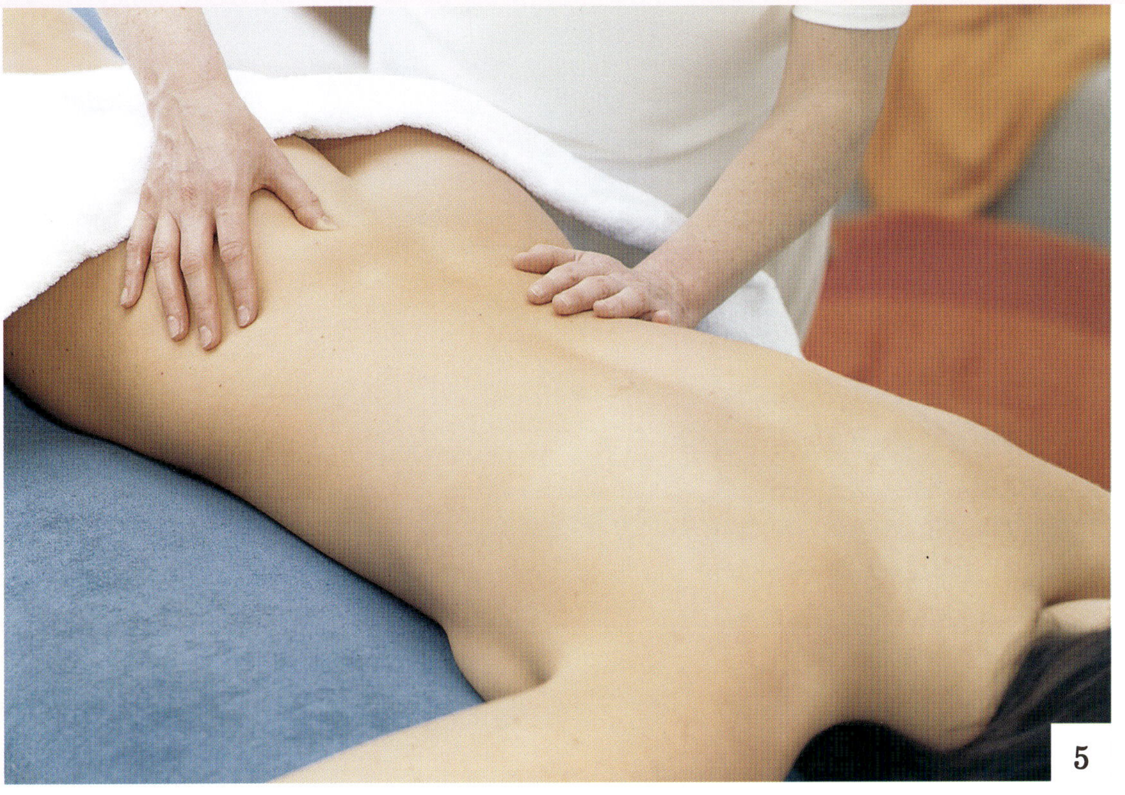

5

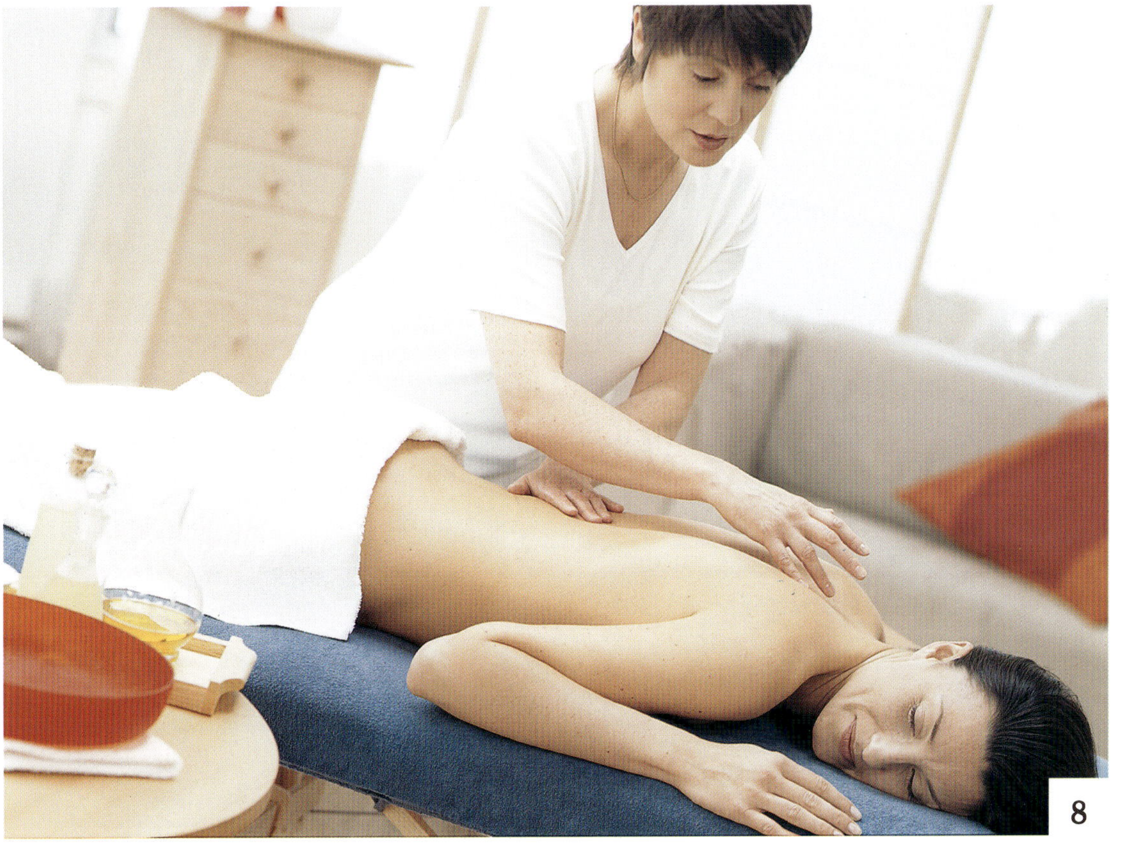

8

다리와 발(Legs and feet)

다리 뒷부분(back of the leg)

손에 오일을 바르고 마사지 오일을 양쪽 다리에 바른다. 수건으로 오른쪽 다리를 따뜻하게 하기 위해 덮는다. 다음에 나오는 동작들을 각각 4회씩 반복한다.

1. 왼쪽 다리의 발에서부터 시작한다. 두 손을 다리의 아랫부분에 힘을 빼서 놓고 에플라지 동작을 하면서 발목에서부터 위로 단단히 쓰다듬으며 올라간다. 무릎의 뒷부분에서는 약하게 하면서 다리의 윗부분을 향해서 올라간다. 다리에 손을 계속 올려놓은 채로, 두 손에 힘을 뺀 후, 다시 동작을 시작하기 위해, 손을 부드럽게 다리의 아랫부분으로 미끄러져 발까지 내려가라.

2. 손가락을 왼발 아래에 놓고 발을 수직으로 든다. 한손으로 발을 지지하고 에플라지 동작으로 발목부터 무릎까지 마사지하며, 이때 손바닥 전체로 강하게 누른다. 발목에서 동작을 끝내고 부드럽게 다리를 내려놓는다.

3. 에플라지 동작으로 다리 전체를(1번에서 했던 것처럼) 마사지함으로써 왼쪽 다리 마사지를 끝낸다.

4. 수건으로 왼쪽 다리를 덮고 따뜻하게 해주며, 위와 같은 순서로 오른쪽 다리에 반복한다.

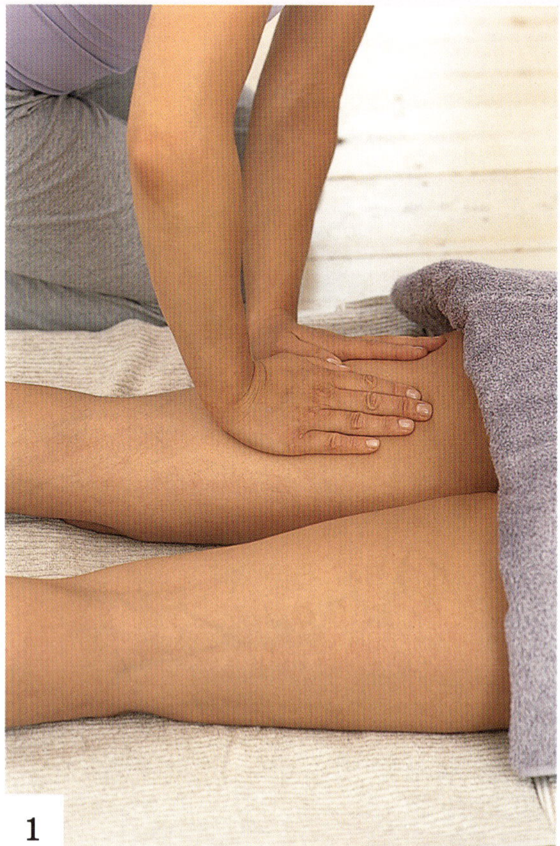
1

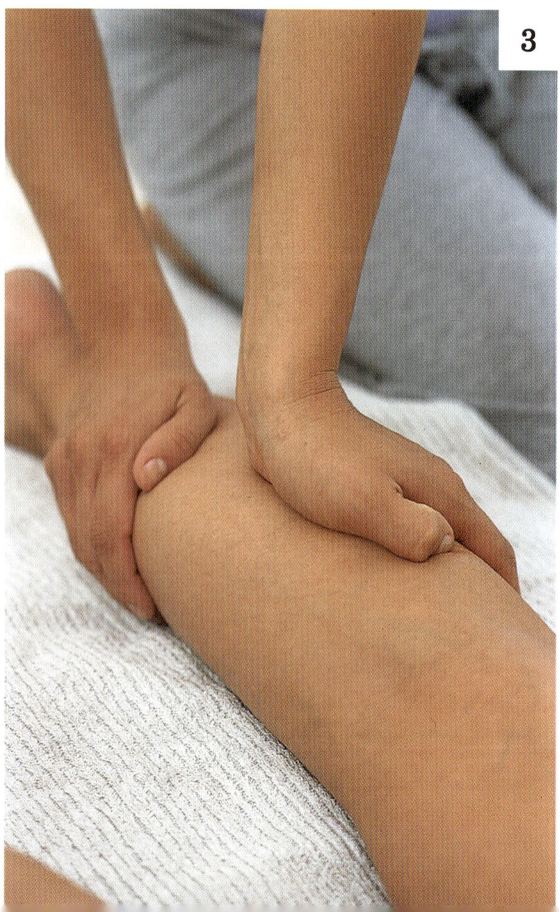
3

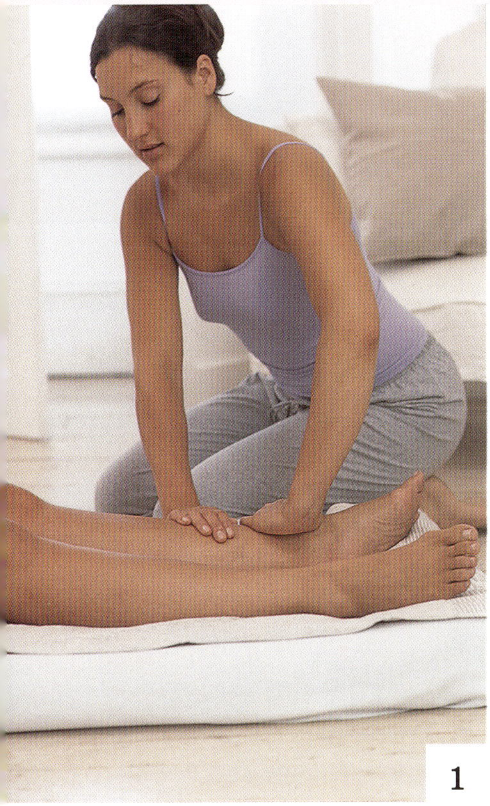

1

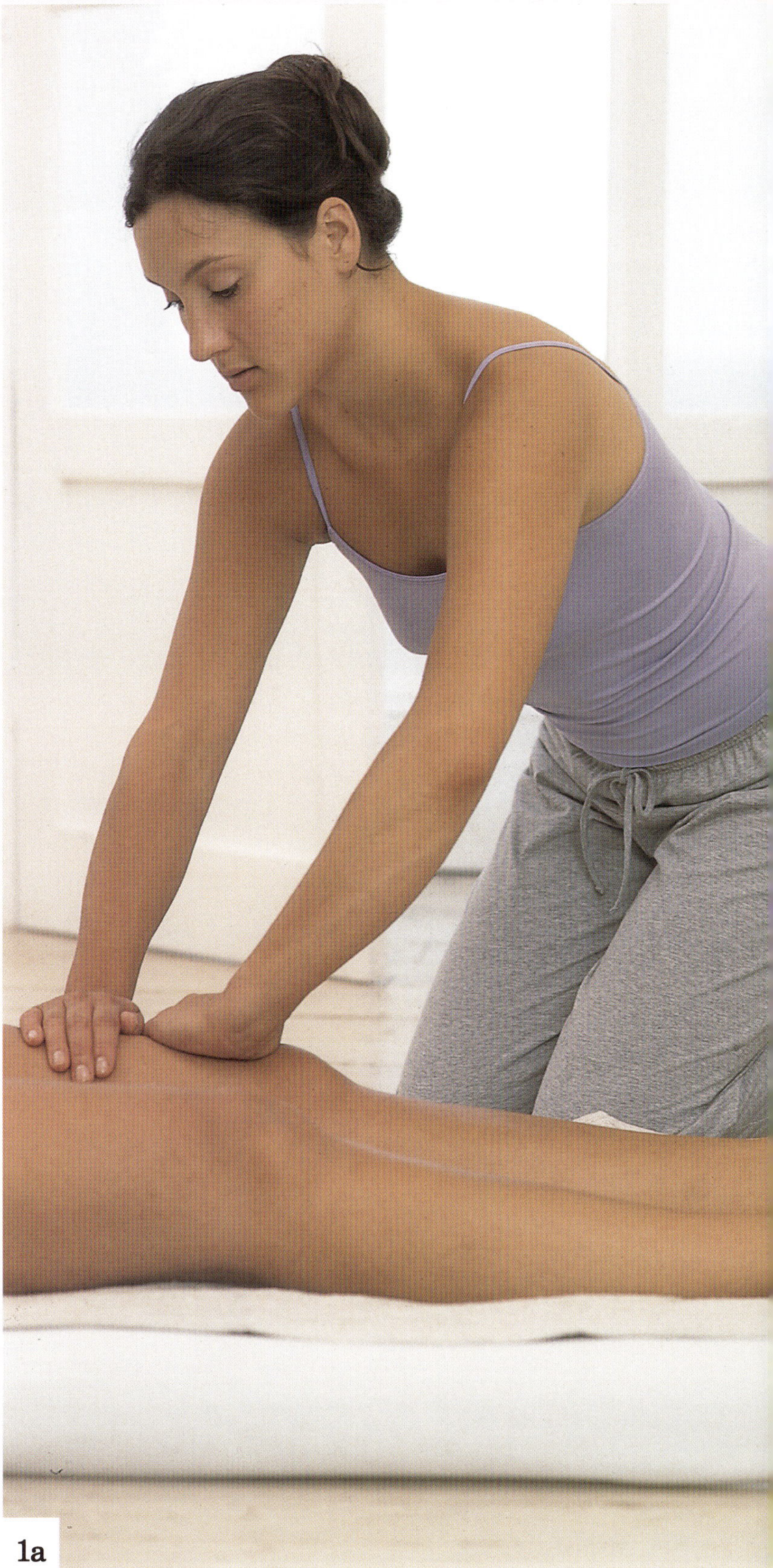

1a

다리 앞부분(front of the leg)

마사지 받는 사람을 눕게 하고, 쿠션이나 돌돌말린 수건을 무릎 아래에 놓아서 무릎 밑 부분의 근육의 당김을 방지한다. 오일을 손에 바르고 발과 두 다리에 마사지 오일을 바른다. 수건으로 오른쪽 다리를 덮어서 따뜻하게 하라. 다음에 나오는 동작들을 4회 반복하라.

1. 손가락에 힘을 빼고 손바닥을 서로 엇갈리게 하여 마사지 받는 사람 왼발의 양 옆에 위치시킨다. 에플라지 동작으로 다리 전체를 마사지하면서 올라간다. 다리의 제일 윗부분에 닿았을 때 손을 분리시켜 다리의 양 옆으로 미끄러지면서 발쪽으로 오게 한다.

2. 무릎까지 미끄러져 올라가서 왼손을 무릎 아래의 넓적다리 안쪽에 위치시킨다. 사선으로 에플라지 동작을 하고, 손을 번갈아가며 허벅지 안쪽을 바깥쪽으로 밀어낸다. 무릎에서 시작하여 다리의 제일 윗부분에서 끝낸다.

3. 왼손을 슬개골(무릎앞뼈) 아래에 위치시키고 오른손 손바닥으로 허벅지 바깥쪽을 에플라지 동작으로 마사지한다. 허벅지 바깥쪽 전체를 강하게 쓸어내린다.

4. 1번 동작을 반복함으로써 마사지를 끝낸다. 왼쪽 다리를 수건으로 덮고 따뜻하게 해준다. 그리고 위와 같은 순서로 오른쪽 다리에 반복한다.

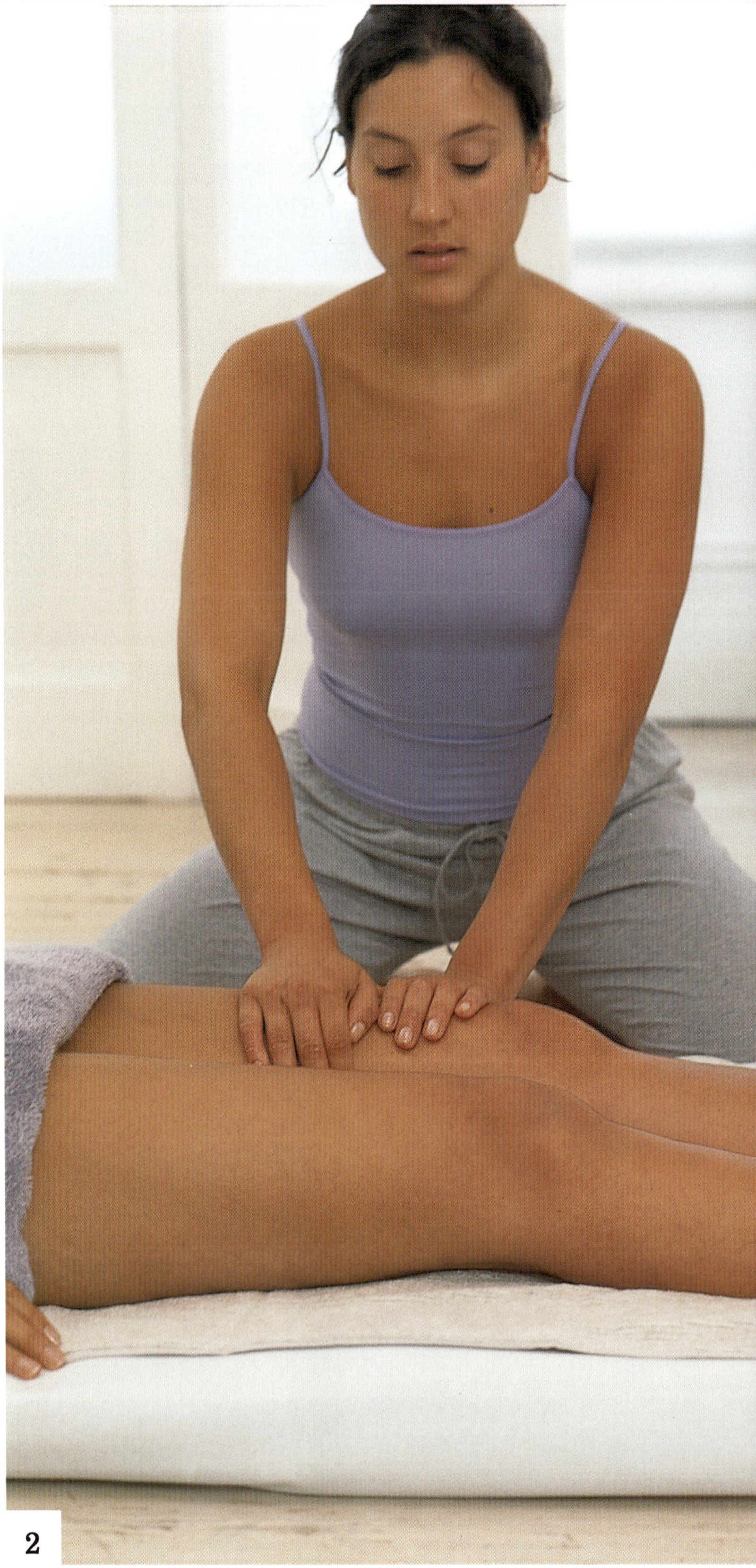

2

발(foot)

오른쪽 다리와 발을 덮어서 따뜻하게 한다. 다음에 나오는 각각의 동작들을 4회씩 반복한다.

1. 당신의 손가락 끝으로 왼쪽 발목을 원을 그리면서 마사지한다.

2. 발가락을 향해 미끄러져가서, 엄지손가락으로 원을 그리는 약한 마찰로, 발목을 향해 나 있는 작은 뼈 사이를 마사지한다.

3. 두 손으로 발을 잡는데 손가락들은 발등을 잡고 엄지손가락은 발바닥을 잡아라. 그리고 시소동작(엄지손가락으로 번갈아 눌러주는 동작)으로 발바닥을 누른다.

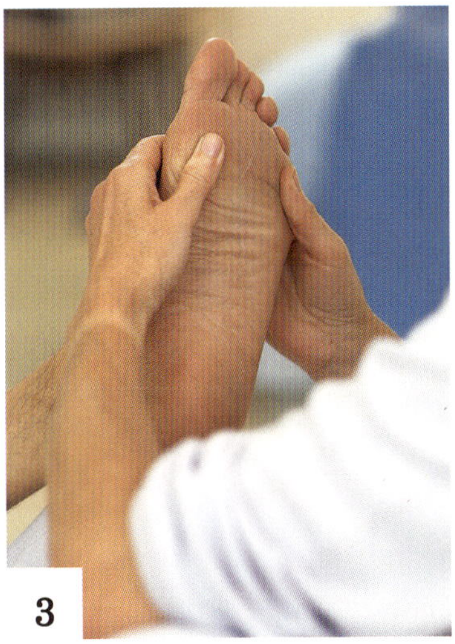

3

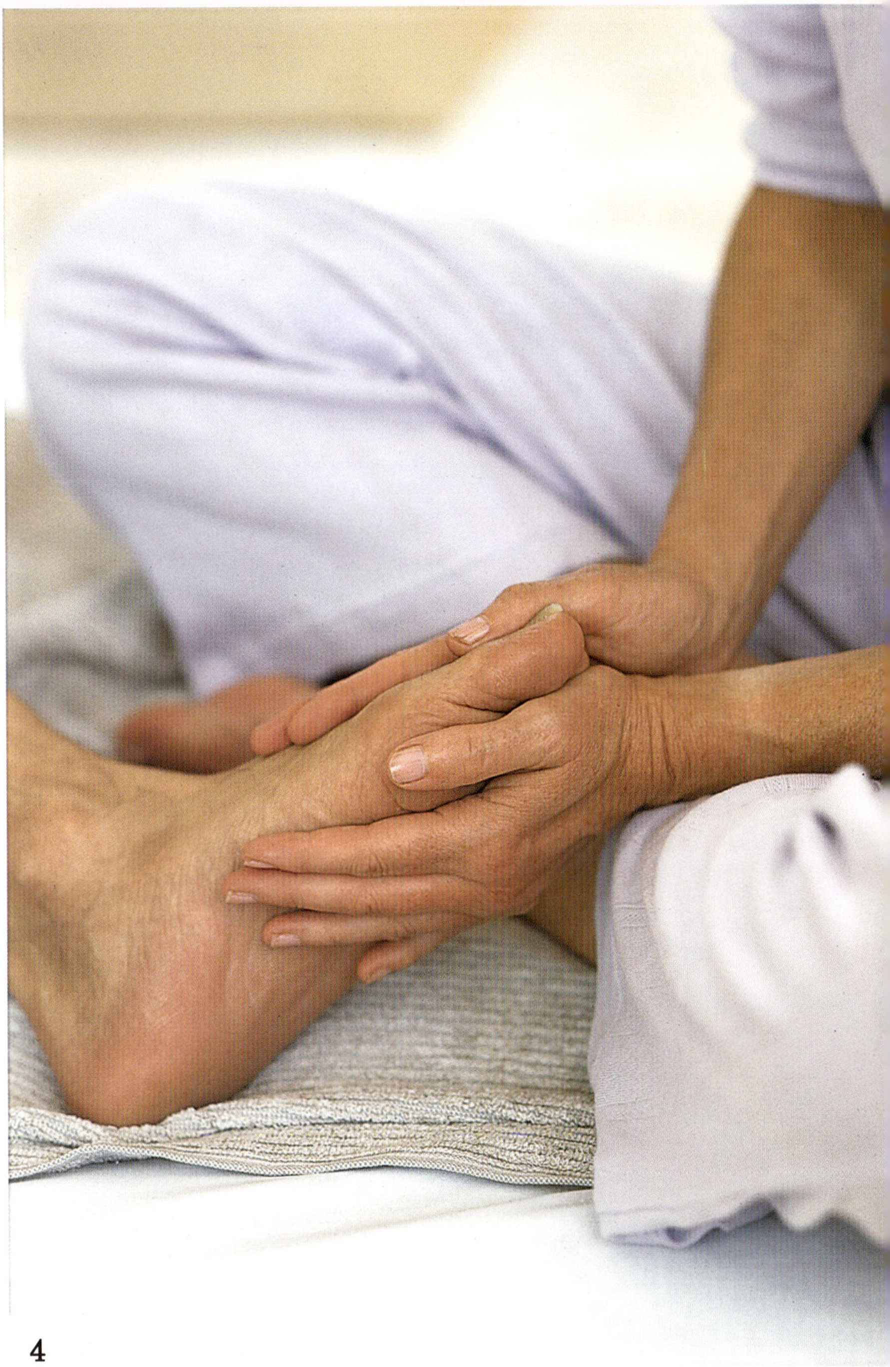

4

4. 왼발 마사지를 끝내기 위해서, 부드럽게 양 손 사이에 발을 넣고 천천히 쓸어 올려라. 그리고 발가락 끝에서 멈춘다.

5. 발을 따뜻하게 해야 한다는 것을 기억하면서 왼쪽 다리를 덮어 준다. 그리고 위의 순서를 오른발에 반복한다.

팔(Arms)

손에 오일을 바르고 마사지 오일을 왼팔과 손의 전체에 바른다. 아래 나오는 동작들을 4회 반복한다.

1. 왼손으로 마사지 받는 사람의 왼손을 잡는다. 오른손으로는 편평한 손바닥을 이용하여 손목에서부터 어깨까지 왼팔 전체를 에플라지 동작으로 마사지한다. 부드럽게 손가락에 힘을 빼고 다시 손목으로 돌아간다.

2. 1번 동작을 반복하고 팔꿈치에서 멈춘다. 마사지 받는 사람의 손을 들어서 반대쪽 어깨에 놓는다. 당신이 팔꿈치를 지지하고 있는 동안 오른손으로 발꿈치부터 어깨까지 에플라지 동작으로 마사지 한다. 발꿈치에서 멈춤으로써 동작을 끝내고 마사지 받는 사람의 손을 다시 왼쪽으로 편하게 놓는다.

3. 1번 동작을 반복함으로써 팔 마사지를 끝낸다.

4. 왼쪽 팔을 따뜻하게 하기 위해 타월로 감싼 다음 오른팔에 위의 동작을 반복한다.

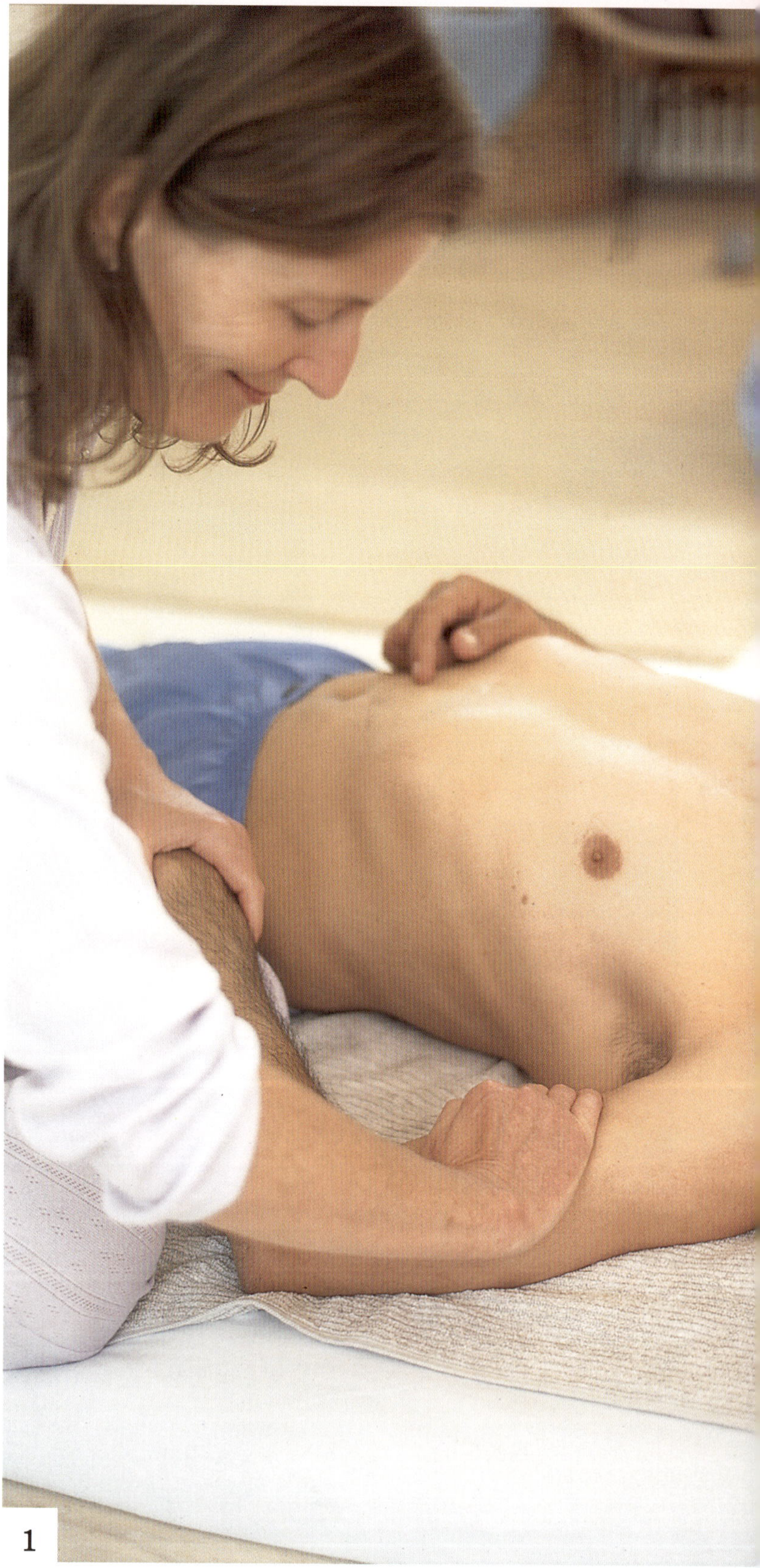

1

가슴과 목(Chest and neck)

마사지 받는 사람의 머리 쪽으로 앉은 다음, 가슴 전체와 목 뒤를 오일로 마사지를 하는데 그때 목 뒤의 머리 경계선까지 마사지를 한다. 필요하다면 마사지 받는 사람의 머리카락을 핀으로 고정시킨다. 그 과정을 4회 반복한다.

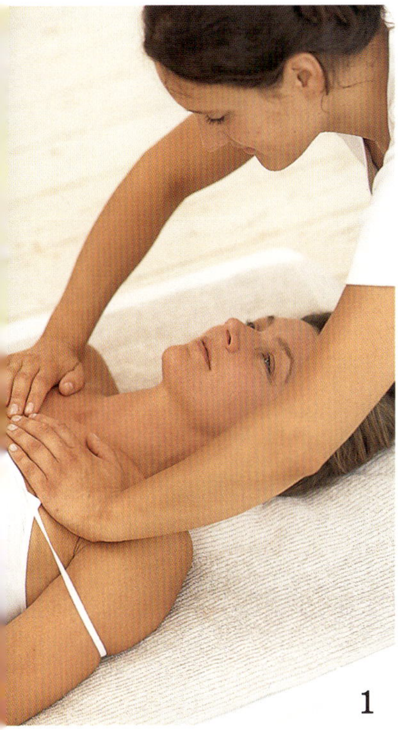

1

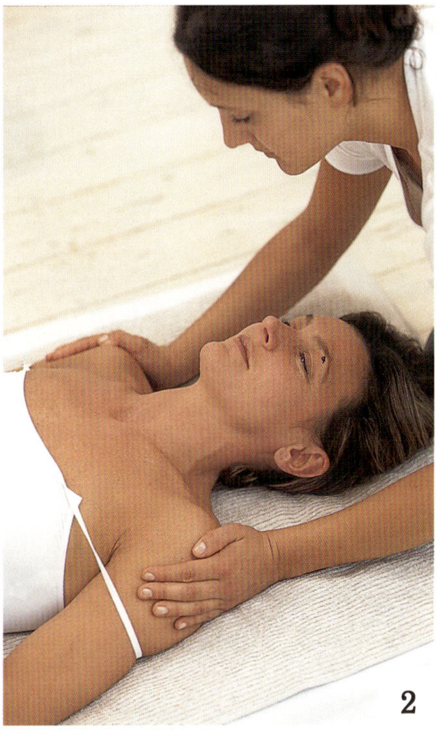

2

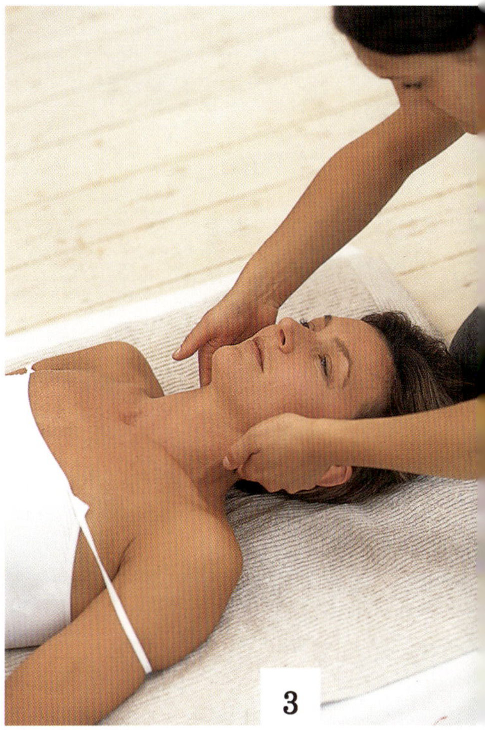

3

1. 당신의 손바닥을 아래로 하고 손가락은 마사지 받는 사람의 발을 향하게 한다. 두 손을 서로 멀어지게 하며 어깨까지 에플라지 동작으로 마사지 한다.

2. 목 뒤를 향해 어깨 뒤를 쓰다듬으면서 동작을 계속한다.

3. 약한 압력으로 당신의 손을 목 뒤로 오게 하여 부드럽게 머리 경계선으로 당긴다.

4. 손가락에 힘을 빼고 앞쪽 가슴으로 다시 돌아간다.

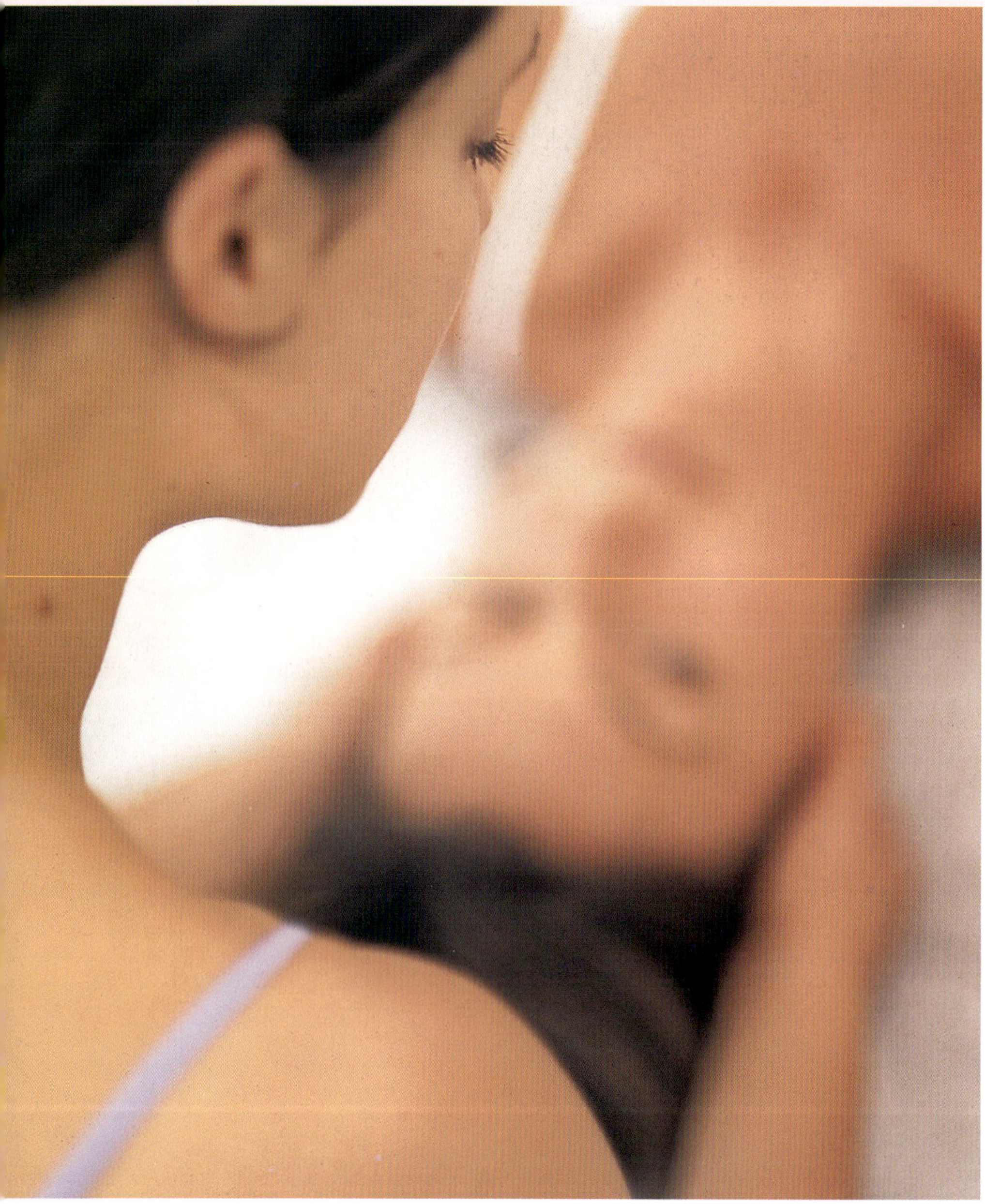

얼굴(Face)

얼굴 마사지를 할 때 확신에 차고 견고한 터치를 하는 것이 중요하다. 이 얼굴 마사지는 긴장을 줄이고 두통을 없애는데 도움을 준다. 이 마사지는 혈색과 안색을 밝게 하는 혈액순환을 좋게 한다. 손에 오일을 바르고 마사지 받는 사람의 머리 곁에 선다. 다음에 나오는 동작들을 4회 반복한다.

1. 가슴 윗부분부터 시작해서, 양 손을 번갈아 사용하며, 부드럽게 어깨에서부터 턱뼈까지 쓸어가라. 이때 턱뼈 왼쪽에서 시작하여 오른쪽에서 끝낸다.

2. 오른손이 얼굴의 오른쪽 턱뼈에 닿았을 때 이 동작을 끝낸다. 왼손은 지금 턱을 지지할 준비가 되어 있고 얼굴의 반대편을 쓸어내린다. 오른손으로 턱을 바치고 얼굴 왼편을 쓸어내리는 동작을 반복한다. 얼굴 오른쪽을 쓸어내리기를 몇 회 반복한다.

3. 다음 동작을 시작하기 위하여, 가볍게 귓불 아래에 손가락들을 둔 채 양쪽 손가락 끝이 양쪽 턱뼈의 끝나는 부분에 도달함과 동시에 끝낸다. 양 손가락을 턱선을 따라 아래턱 끝으로 당겨 준다. 뺨에 삼각형을 그리기 위해 손가락들을 광대뼈 건너 코 옆에 올려 놓는다.

4. 코를 향해 뺨으로부터 손가락들을 당김으로써 계속 동작을 진행한다. 코를 마사지하고 이마도 계속 마사지한다.

5. 손바닥을 번갈아 사용하여 이마의 오른쪽에서 왼쪽으로 이동시키면서 마사지한다.

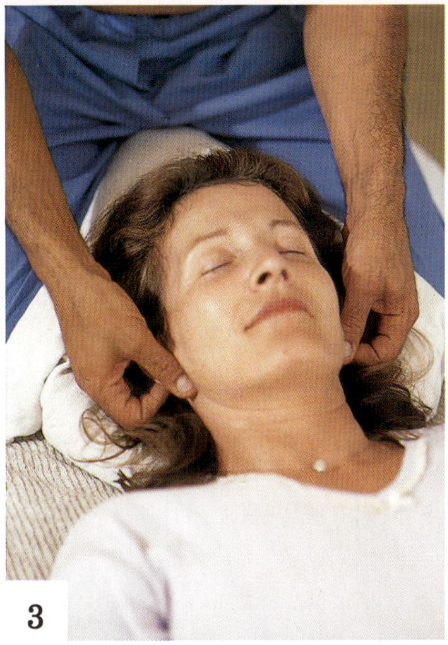
3

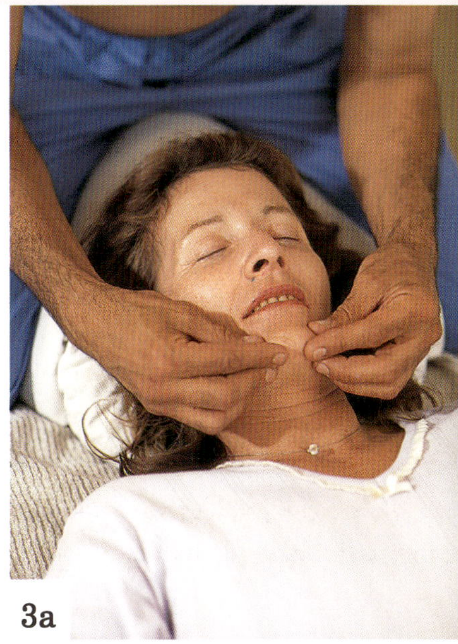
3a

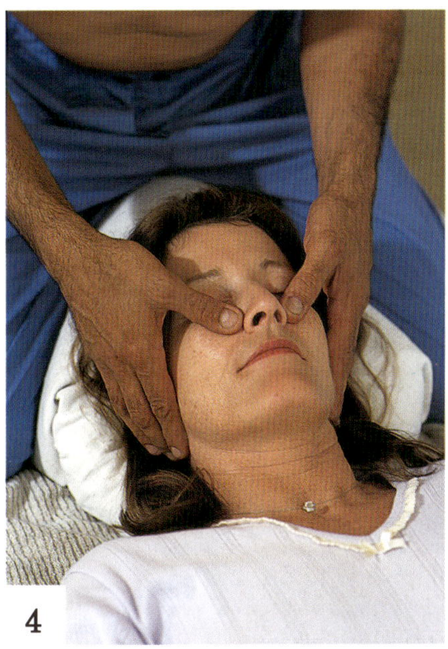
4

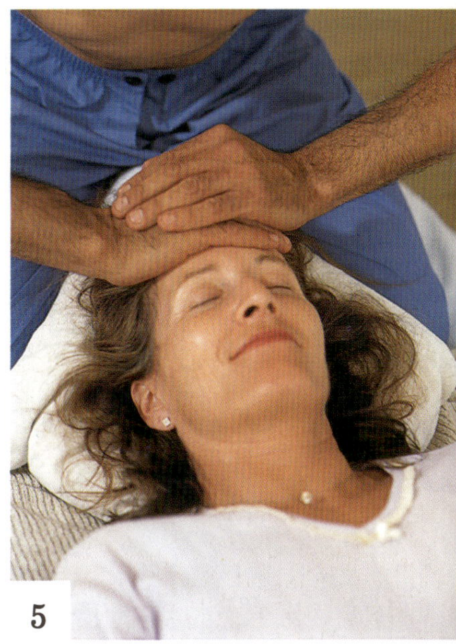
5

6. 넷째 손가락으로 눈 주변에 원을 그리면서 동작을 끝낸다.

7. 얼굴 마사지를 끝내기 위해서, 당신 손의 뒷부분을 부드럽게 눈 위에 놓는다. 이때 손가락들은 아래쪽으로 향해 있게 한다. 10초간 그대로 둔다.

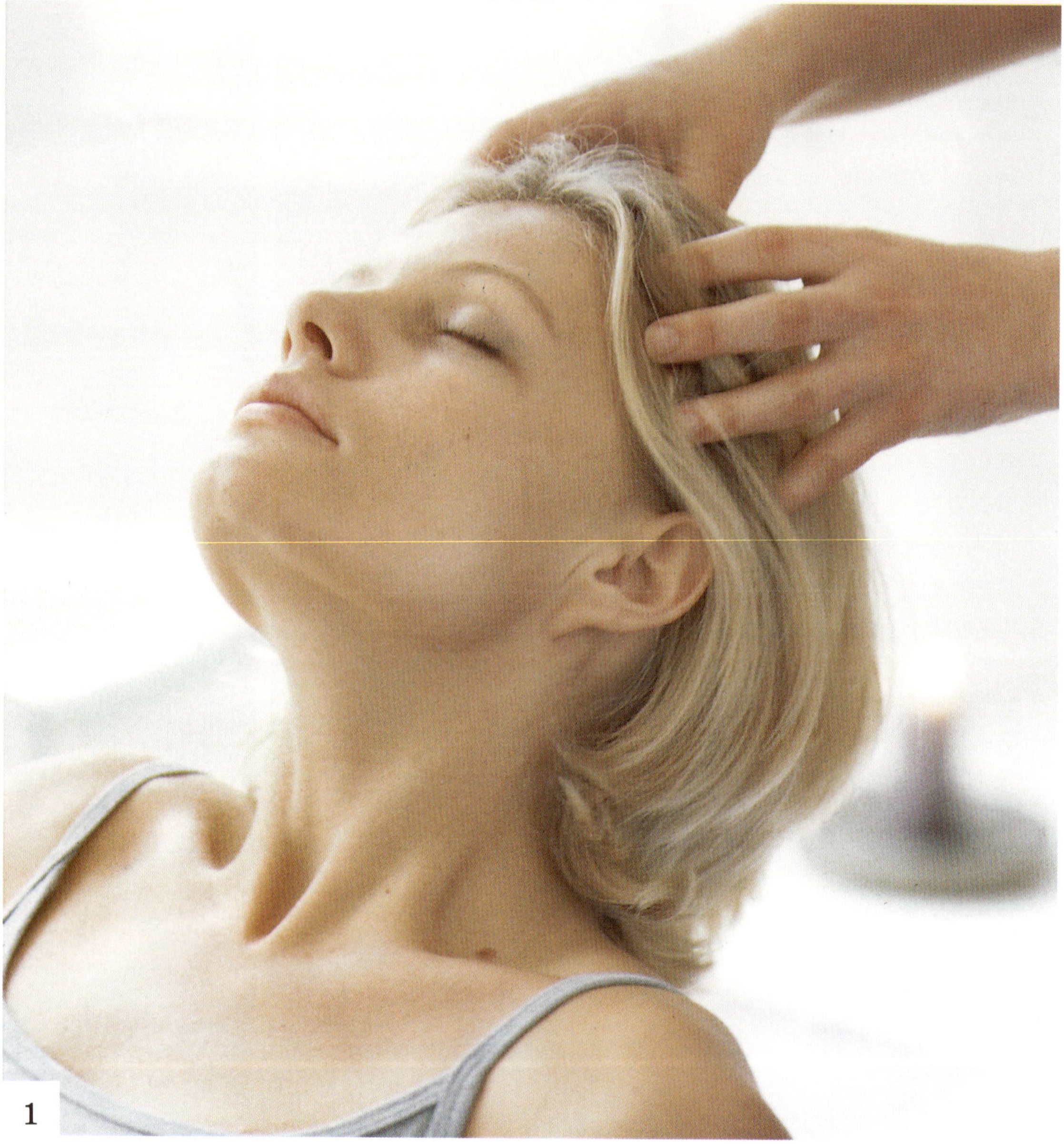

1

두피(Scalp)

충분한 오일이 손에 남아 있으므로, 두피마사지를 하기 위해 더 이상 오일을 바를 필요가 없다. 다음에 나오는 동작들을 4회 반복한다.

2

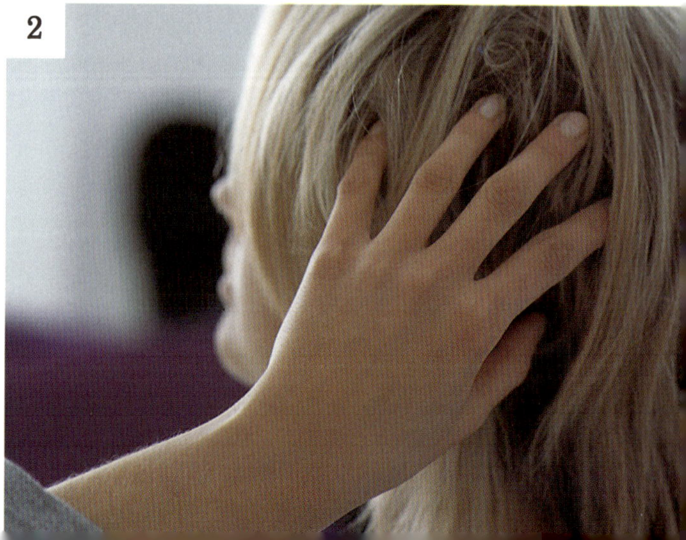

1. 손을 목 뒤에 위치시키고 약간의 압력으로 엄지손가락과 나머지 손가락들을 이용하여 원을 그리는 마찰동작을 머리카락과 두피 전체에 걸쳐 실시한다. 이것이 두피 전체를 마사지하기 위하여 마사지 받는 사람의 머리를 이쪽저쪽으로 움직이는 것이 도움이 된다는 것을 발견하게 될 것이다.

2. 손가락 끝으로 두피를 쓸어내리면서 부드럽게 머리카락을 마사지한다.

3. 가볍게 머리카락 끝을 떠남으로써 동작을 끝낸다. 그리고 부드럽게 당신의 손끝을 마사지 받는 사람의 이마에 올려 놓는다. 마사지 받는 사람이 좋은 생각을 하도록 바라는 동안 이 자세로 몇 초간 손을 고정시킨다.

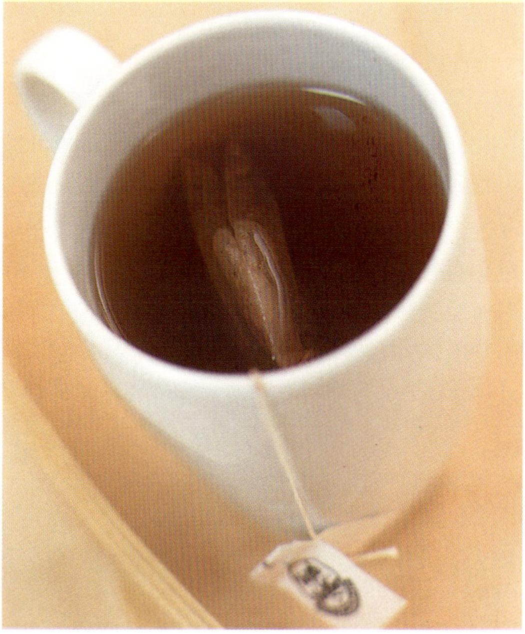

마사지 끝내기(Finishing the massage)

조용히 마사지 받는 사람을 수건으로 덮는다. 오른손을 마사지 받는 사람의 복부에 놓고 왼손을 이마의 정중앙(정수리)에 놓는다. 마사지 받는 사람이 2~3회 깊게 숨을 쉬게 하고 길게 내뱉도록 한다. 마사지 받는 사람이 정상적으로 호흡하기 위해 당신의 손을 몇 초간 이 위치에 두도록 한다. 준비가 되면 조용히 자리를 떠난다. 마사지 받는 사람이 잠시 동안 편하게 쉬고 그들의 일상으로 돌아갈 수 있도록 마사지 받는 사람이 일어날 준비가 되면 따뜻한 마실 것을 주도록 한다.

자격을 갖춘 테라피스트에 의한 임상 아로마테라피 마사지는 깊은 휴식과 스스로 치료하기를 목적으로 하고 있다. 반면, 관능적 마사지는 파트너와 함께, 욕망을 애태우고 일깨우기 위한 에로틱한 마사지를 받고 싶어 하는 사람들을 위한 것이다. 이 마사지의 동작들은 아주 느리고 리듬을 타는 동작으로 에플라지 페더링(깃털 터치) 그리고 주무르기 동작을 기반으로 하고 있다. 관심은 성적으로 민감한 부위에 집중되어 있다. 발바닥과 손가락/발가락 사이, 무릎 뒤쪽 그리고 허벅지 안쪽, 엉덩이, 등 아랫부분, 가슴, 손바닥, 팔꿈치 안쪽, 겨드랑이, 목의 뒤쪽, 귀 그리고 최종적으로 입술이다.

일반적으로 당신에게 기분이 좋은 것은 당신의 연인에게도 기분이 좋다. 하지만 고대의 에로틱 교재에서는 남성이 강한 자극을 원하는 반면 여성은 부드럽고 살살 하는 동작에 더 민감하다고 주장한다. 당신과 당신 연인에게 에로틱한 것을 함께 찾아내게 될 것이다. 물어보는데 주저하지 않도록 한다. 당신은 당신이 즐기는 것을 알고 당신 파트너의 행복이 당신의 즐거움이 된다. 관능적 마사지를 하기 위해서는 34~47페이지에서 설명된 마사지 순서를 따라서 하되 다음에 나올 변형된 것들과 함께 실시한다.

등(back)

연인의 머리 앞에 서서, 손을 척추의 가장 상부 양쪽에 위치시킨다. 이때 손가락은 엉덩이 쪽을 향한다. 강한 압력으로 에플라지 동작을 하면서 손을 등에서 엉덩이 위까지 내려온다. 엉덩이 윗부분부터 엉덩이를 향해 에플라지 동작을 하고, 겨드랑이 쪽을 향해 몸의 양옆을 미끄러지듯이 올라온다. 천천히 손 쪽으로 내려오면서 팔을 에플라지 동작을 하고 손과 손가락을 파트너의 손과 손가락에 휘감아라. 그리고 당신의 숨결이 파트너의 등과 어깨에 느껴지도록 몇 초간 그대로 머무른다. 당신 안에 있는 사랑과 따뜻한 감정을 느껴보도록 한다. 천천히 손가락을 빼내고 파트너의 팔 안쪽을 애무하면서 다시 동작을 시작하기 위해 어깨로 돌아간다.

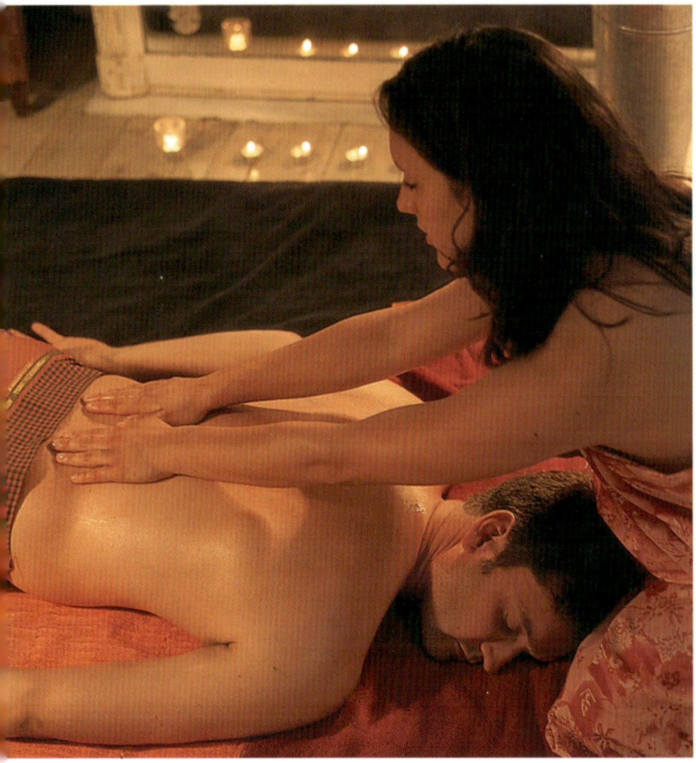

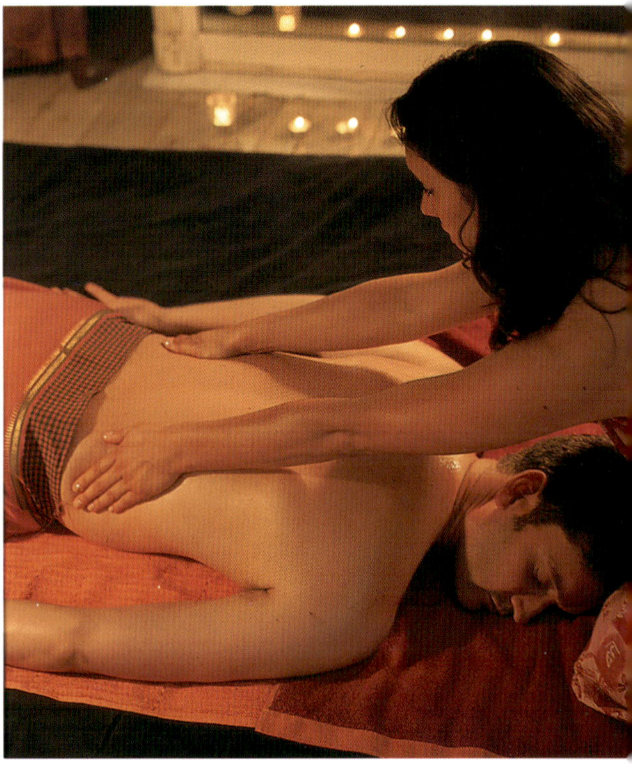

복부와 가슴(stomach and chest)

당신의 손가락을 아래쪽으로 향하게 하여 부드럽게 파트너의 양 어깨에 올려놓는다.

약간의 압력을 주면서, 당신의 손을 복부와 치골을 향한 상태에서 가슴 쪽으로 미끄러지게 한다. 그 다음 당신의 손으로 양쪽 엉덩이를 향해 에플라지 동작을 하고, 이때 손으로 가볍게 몸의 측면을 받치도록 하라. 그런 후에 겨드랑이를 향해 천천히 몸의 양 옆을 따라 끌어올린다.

겨드랑이에 도달하자마자, 당신의 오른손을 왼손이 있는 곳으로 가져온다.

당신의 왼쪽 손가락들을 파트너의 등 아래쪽에 위치시킨다. 가슴과 가슴 주변을 향해 등 근육을 들어 올리고 잡아당기는 동작을 반복한다. 바깥쪽 가슴 부분 주위를 원을 그리면서 에플라지 동작을 하면서 끝내고 가슴 제일 윗부분부터 전체동작을 반복할 준비를 한다. 이 동작을 당신이 원하는 만큼 반복해서 한다.

귀(ears)

두피를 마사지할 때, 당신의 손가락 끝으로 각각의 귀를 가볍게 원을 그리면서 애무하라.

손가락과 엄지 사이로 귓불을 잡고 부드럽게 당기고 주물러라. 머리카락을 통하여 깃털마사지를 하면서 끝내라.

끝내기(finish)

어떠한 마사지라도 동작을 끝낼 때는 항상 몸 전체나 당신이 마사지했던 부위를 깃털터치를 하도록 하라. 그리고 부드럽고 천천히 당신의 손가락 끝을 들어 올려서 몸에서 뗀다.

가벼운 깃털 터치는 당신의 파트너를 관능적 느낌의 세계로 떠다니게 할 것이다.

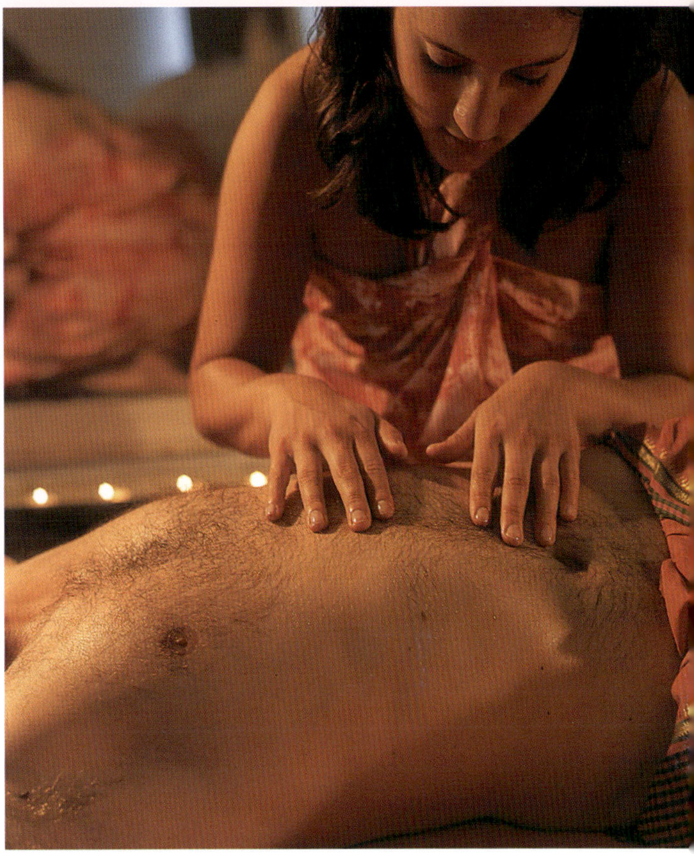

관능적 마사지에 유익한 에센셜 오일

클라리 세이지 잎은 자극적이고 따뜻한 느낌을 주면서 마음에 활기를 주고 황홀하게 한다.
파출리 성욕을 북돋워 준다.
베티버 긴장을 풀고 편안한 상태로 만드는 기본적인 오일이다.
일랑일랑 성욕을 증가시키는데 도움을 주는 성욕을 증진시키는 특성을 가지고 있다.

다음에 나오는 관능적 마사지 혼합물을 시도해보라.

- 선플라워 캐리어 오일 15ml
- 클라리 세이지 2방울
- 파출리 1방울
- 베티버 1방울
- 일랑일랑 2방울

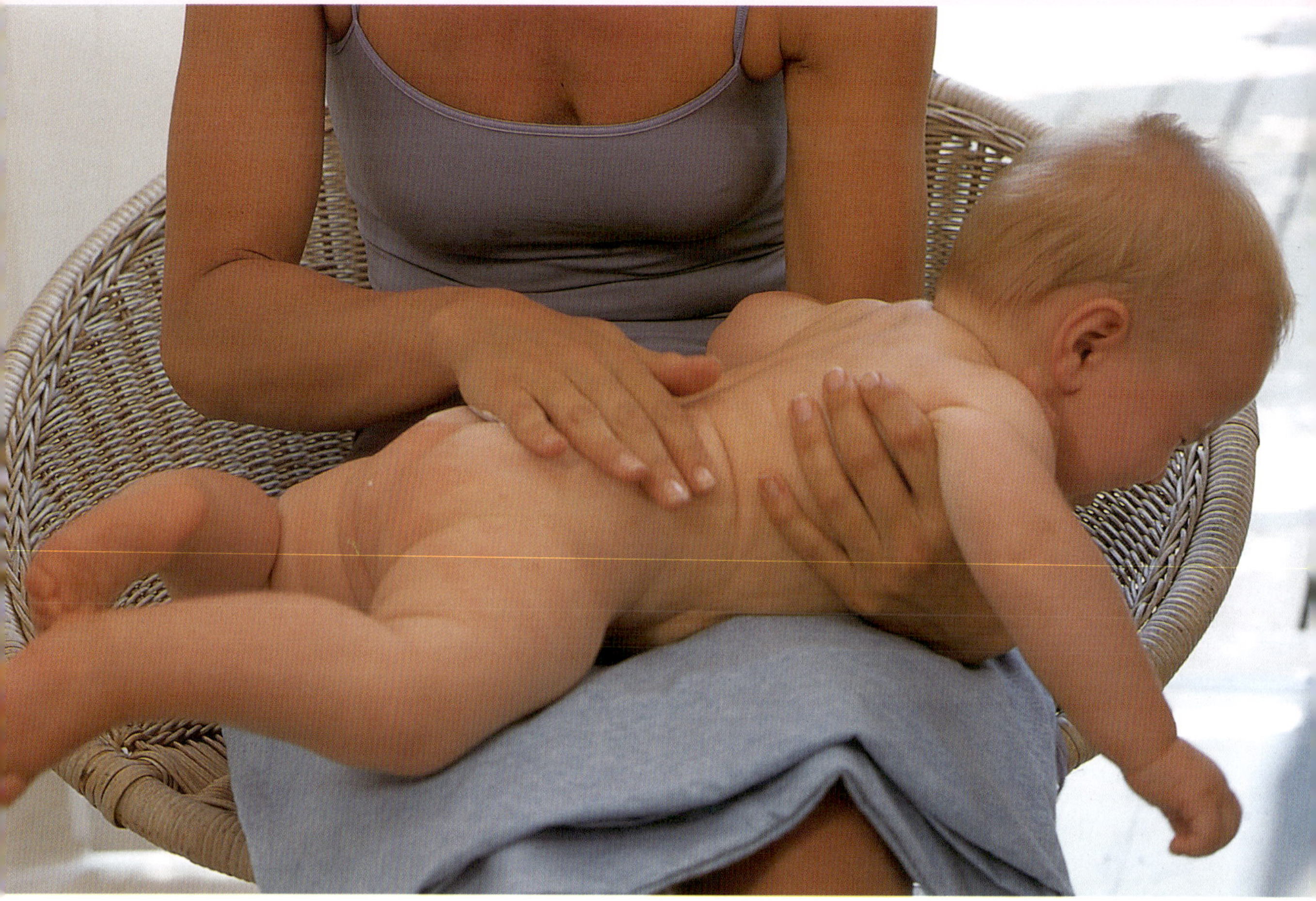

동아시아의 여러 지방들과 열대지방 나라에서는 아이 마사지를 부모들의 필수적인 기술로 여기고 있다. 아이의 몸에 오일을 바르고 마사지를 하며 스트레칭을 하는 것은 아이들이 숙면을 취하게 하게, 잘 먹게 하고, 부모와 유대관계를 갖게 하며 배앓이(colic)를 해소하는 등 아이들이 건강하게 자라는데 도움을 준다고 여겨진다.

아기와 어린이에게 해주는 마사지를 배우는 것은 부모와 자식 간의 순수한 감정이입과 사랑을 만들어 주는 중요한 기초가 될 수 있다.

일단 어린이가 마사지에 익숙해지면, 매일 혹은 매주 일상의 일부분이 된다. 그리고 그 남자아이나 여자아이는 그 마사지를 부모의 배려라 생각하게 되며, 그것이 매우 소중한 사랑의 선물이라는 것을 인식하게 된다.

어린 시기의 마사지는 자신감과 긍정적 자아형성에 도움을 준다. 만약 형제나 자매가 서로 마사지를 해주도록 배웠다면 이것 역시 도움이 된다. 왜냐하면 이것은 집안일과 상호존경에 있어서 조화와 인내를 장려하기 때문이다.

아이에게 도움이 되는 방법(how the child benefits)

영국에 있는 어느 병원에서의 연구에서, 간호사에게 다루어지거나 그냥 인큐베이터에 혼자 남겨진 아기보다 부모에 의해 어루만져진 인큐베이터속의 아기가 훨씬 빨리 폐활량이 발달하는 것으로 나타났다. 배에 가벼운 마사지를 해주면 변비, 설사, 구역질 같은 소화 문제들을 경감시키는데 도움을 줄 수 있다. 또한 마사지는 성장하는 아이들의 몸과 마음을 건강하게 하는데 도움을 준다.

아기 마사지(Baby massage)

아기에게 마사지를 하기 위해 5분의 시간을 투자함으로써 많은 것을 얻을 수 있다. 만약 아기가 마사지를 좋아한다면 좀더 많은 시간을 해주도록 한다. 10분 내지 15분은 대체적으로 아기들에게 충분히 긴 시간이다. 만약 방바닥에서 마사지를 한다면 방을 따뜻하게 해주고 통풍 또한 잘 되도록 하라.

선플라워 오일로 아기를 가볍게 쓰다듬으면서 마사지를 시작한다. 아기에게 이유식을 주고 적어도 30분 후나 목욕하기 바로 전을 이용해서 매일 아기를 마사지하도록 한다. 아기가 조금씩 커가면서 아기는 당신의 터치에 대해 꿈틀대고 발길질하고 꼬르륵 소리를 내는 반응을 보이는 등 활동적인 모습을 보이게 될 것이다.

마음을 편하게 한 상태에서 아기 사이의 이러한 게임을 즐긴다. 다리를 쫙 펴고 바닥에 앉거나 발뒤꿈치로 앉는 것이 가장 좋다. 가장 편한 자세로 앉는다. 아기가 쉽게 움직일 수 있는 충분한 공간을 남겨 두도록 한다. 아기의 몸이 아주 작기 때문에 이 책에서 소개하는 대로 대개 툭툭 쳐주거나 스트레칭하는 동작을 하게 된다.

마사지는 꼭 책에 쓰여 있는 대로 할 필요는 없다. 아기가 좋아하는 동작을 해줘라.

간단한 아기 마사지 테크닉 (simple baby-massage techniques)

1. 몸의 앞면부터 시작하라. 아기의 몸 전체에 긴 터치로 적은 양의 마사지오일을 바른다. 아기의 어깨에서부터 발까지 마사지를 하되 오일이 눈에 들어갈 가능성을 방지하기 위해 얼굴 마사지는 피하는 것이 좋다.

2. 배꼽 주변을 시계방향으로 어루만지면서 아기의 배를 마사지한다.

3. 아기의 손을 당신의 한 손으로 잡고 부드럽게 스트레칭을 시켜라. 어깨에서부터 손목까지 팔 전체를 툭툭 쳐주고 팔을 꼭 쥐어서 그 상태로 아래쪽까지 훑어 내려라. 이 과정을 여러 번 반복하고 이제 다른 팔에도 마사지한다.

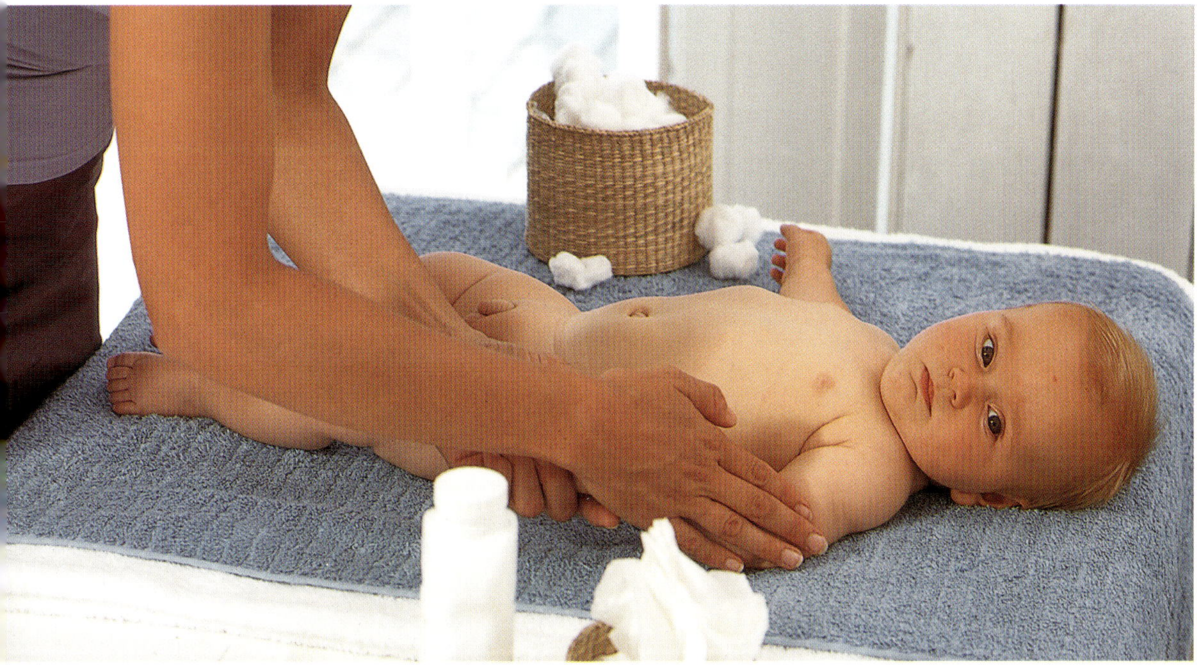

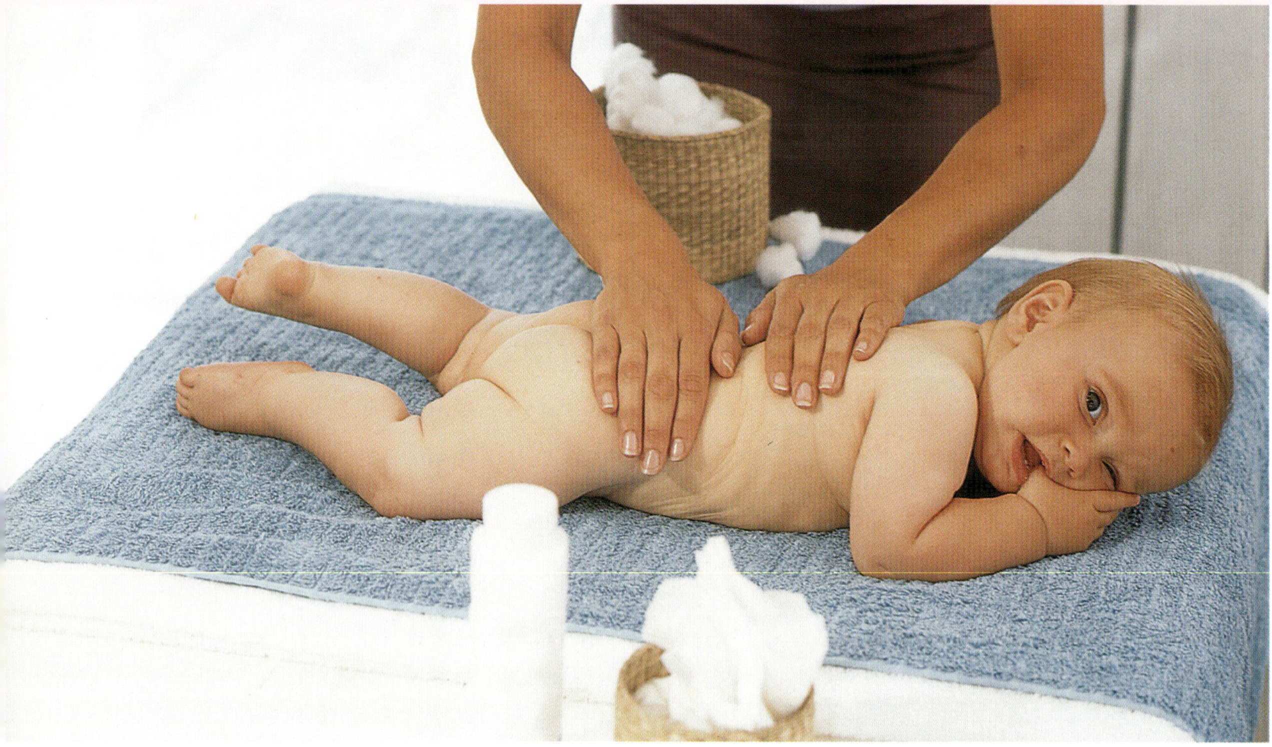

4. 아기의 발을 잡고 부드럽게 다리를 스트레칭한다. 넓적다리에서부터 발목까지 다리를 툭툭 쳐주고 그 다음 다리를 꼭 쥔 상태에서 아래쪽을 훑어 내린다. 이 과정을 여러 번 반복하고 다른 다리를 마사지한다.

5. 아기의 몸을 뒤집고 등에 오일을 바른다.

6. 다리를 톡톡 쳐주면서 시작하고 엉덩이와 등까지 올라간다. 당신의 손으로 어깨를 넘어 팔까지 미끄러져 내려간다. 그리고 아기의 몸 옆을 지나 발까지 미끄러져 내려간다. 이 동작을 몇 회 반복한다.

7. 아기는 그들의 엉덩이가 어루만져지는 것을 좋아하기 때문에 한손의 4개의 손가락으로 부드럽게 엉덩이를 어루만져준다. 양쪽 엉덩이를 두드려주고 아주 부드럽게 서로 눌러준다.

8. 손으로 번갈아 부드럽고 온화하게 아기의 등을 쓸어내리면서 동작을 끝낸다. 한손이 다리에 도달했을 때 다리를 들어 올려주고 다시 등의 제일 윗부분으로 돌아간다. 이 동작을 반복한다. 점차적으로 두드리기는 점점 약하게 한다. 이 부드럽고 지속적인 두드리기는 아기를 잠잠하게 하는 효과를 가져온다.

9. 마사지가 끝나면 아기를 따뜻한 수건으로 감싼다. 아기는 아마도 잠이 들거나 잠시 동안 당신의 팔에 누워있을 것이다.

아기와 어린이에게 유익한 에센셜 오일

로만 카모마일 긴장완화를 촉진하고 진정작용을 하는 평화로운 오일이다. 이것의 진통제적 작용은 복통이나 치통에서 오는 아픔을 경감시킨다. 이것은 또한 습진이나 건조하고 가려운 피부 그리고 일반적으로 알레르기가 있는 상태에도 좋다.

라벤더 고통을 경감시키는 특성을 가진 훌륭한 진정 오일이다. 이것의 항바이러스성 특성은 호흡기에 유용하다. 이것 역시 모든 피부상태에 아주 가치 있는 오일이다.

선플라워 오일 피부를 촉촉하고 부드럽게 하기 때문에 아기와 어린이에게 사용하기 좋은 오일이다.

3세 이하의 아기들을 위해, 1방울의 로만카모마일나 라벤더를 50ml의 선플라워 오일에 섞는다. 만약 두 가지 에센셜 오일이 필요하다면 로만카모마일와 라벤더를 섞어서 1방울을 취한다.

어린이를 위한 아로마테라피 (Aromatherapy for older children)

모든 연령대의 어린이에게 에센셜 오일의 사용은 유익하다. 어린이를 위한 마사지 동작은 어른을 위한 것과 같지만, 마사지를 위한 혼합물을 만들 때는 20ml의 기본 매개 오일에 2방울의 에센셜 오일을 섞은 가이드라인을 따르는 것을 기억해야 한다. 그리고 목욕물에 오직 2방울의 에센셜 오일을 사용한다.

주의: 에센셜 오일은 매우 강력하기 때문에 아이에게 사용할 때는 주의를 기울인다.

상처와 타박상(cuts and bruises)

어린이는 종종 넘어져서 작은 상처와 타박상을 입는다. 에센셜 오일은 감염을 방지하고 상처 치유를 촉진하는데 사용될 수도 있다. 상처와 타박상 같은 종류에 유용한 에센셜 오일은 라벤더, 레몬, 니아울리 그리고 티트리이다. 아이의 목욕물에 이 에센셜 오일 중 어느 것 하나를 택하여 두 방울을 섞어라.

불면증(insomnia)

부모들은 그들 자신이 휴식을 취하고 다음날을 위한 에너지를 충전하기 위해서 아이가 밤에 잠들기를 원한다. 과잉흥분, 두려움, 혹은 좀더 어린 아이일 경우에는, 부모가 회사 일을 함으로 인해 생기는 불안감에 이르기까지 어린이 불면증은 많은 원인을 가지고 있다. 에센셜 오일을 사용하여 밤에 하는 목욕은 이러한 원인을 줄이는데 도움이 된다.

- 잠자러가서도 안정을 취하지 못하는 과잉흥분된 아이에게는 20ml의 기본 선플라워 오일에 1방울의 라벤더와 일랑일랑을 각각 혼합해서 그들의 등을 마사지해 준다. 손바닥으로 부드럽게 등 아래 부분부터 시작하여 에플라지를 실시한다. 그리고 척추 양쪽 면을 미끄러지듯이 올라가서 어깨 위와 어깨죽지까지 올라간다. 이 동작을 반복하면서 아이가 편안함을 되찾는 것을 보면 압력을 조금씩 낮춰라. 그리고 나서 손가락 끝을 마지막으로 아이의 몸에서 손을 뗀다. 이 동작은 전체적으로 당신 아이를 편안하게 만들고 잠자러가기를 고대하는 아이들에게 편안한 기쁨을 준다. 그것은 단지 몇 분밖에 걸리지 않는다.
- 두려움과 걱정에 차 있는 아이를 위한 혼합액은 20ml의 선플라워 오일에 프랑킨센스와 라벤더 각각 1방울을 섞는다. 위에 설명한 마사지 동작을 하면서 이 혼합물을 사용한다.
- 부모의 품을 그리워해서 잠을 못 이루는 아이들에게는, 만약 낮 시간 동안 그들의 부모가 라벤더와 달콤한 오렌지 혼합된 향수를 뿌리고 있다면 효과적이다. 어린이가 잠자리에 들 준비가 된 밤에는 부모가 사용했던 혼합액 향수를 부드럽고 아이가 껴안기 좋아하는 장난감에 뿌려서 아이 곁에다 둔다. 그러면 그 향기가 아이를 편안하게 하고 심리적으로 안전하다는 느낌을 줄 것이다.

일반적인 질환들 Common Ailments

이 부분은 여러 가지 타입의 질환들로 분류되어 있다.
호흡기 계통, 혈액순환 계통, 소화기 계통, 여성생식 계통, 근육, 뼈 그리고 피부의 문제점들, 각각의 질환마다 에센셜 오일(essential oils), 상승효과를 위한 혼합액(synergistic blends), 캐리어 베이스(carrier bases) 그리고 사용방법을 추천하였다.

에센셜 오일을 캐리어 베이스와 혼합할 경우에는 항상 2방울만의 에센셜 오일을 사용해야 한다.
상승효과를 위한 혼합액은 개별적인 추천을 따른다.

만약 1개 이상의 캐리어 오일을 제안하였을 경우에는 에센셜 오일과 혼합하기 전에 그것들을 먼저 함께 섞어야 한다.

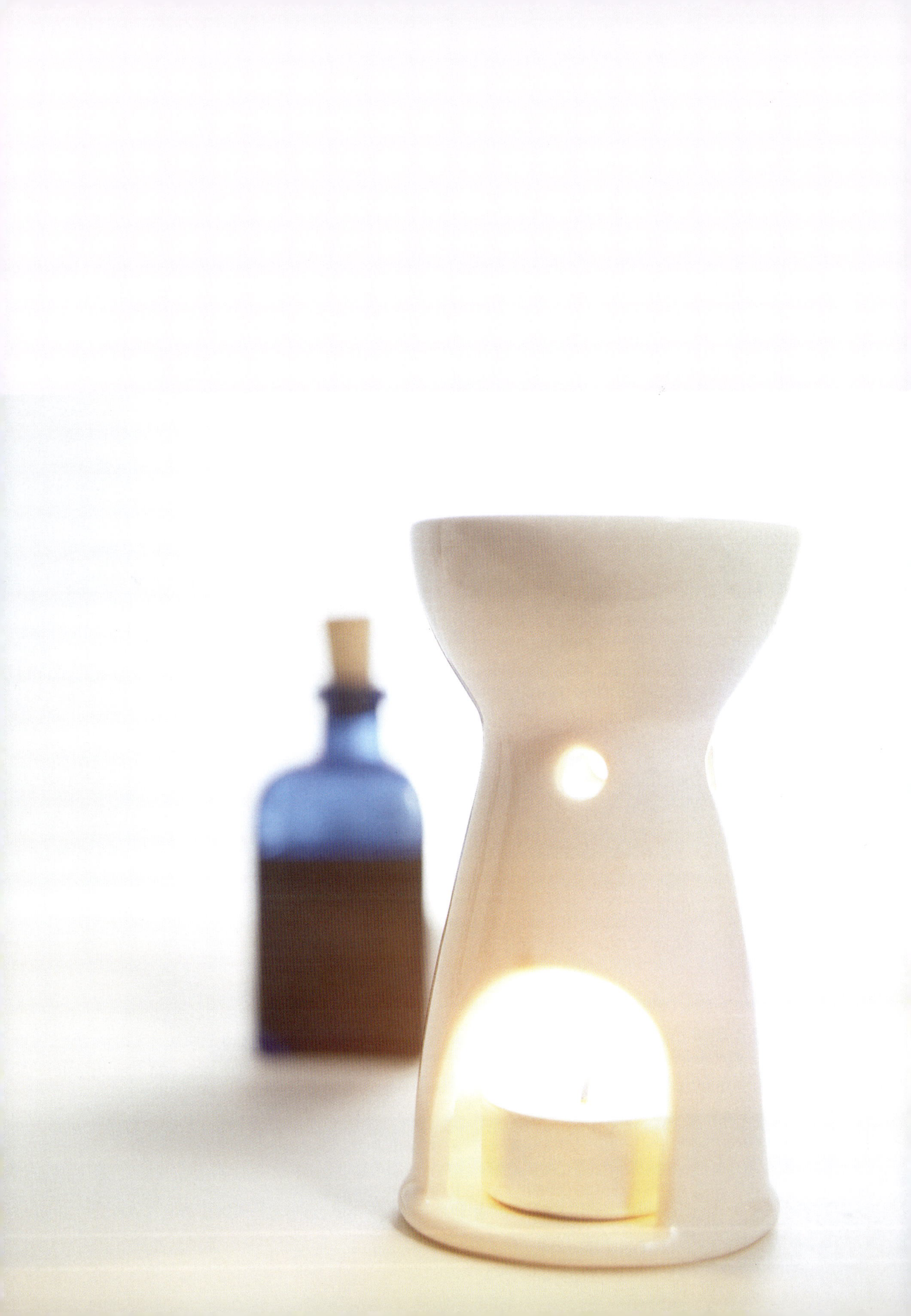

생명은 산소 호흡을 할 수 있는 능력과 이산화탄소를 제거할 수 있는 능력에 달려 있다. 호흡은 폐 안에 들어갔다 나왔다하는 움직임으로 조용히 앉아 있을 때 사람은 1분에 12~15회 숨을 들이쉬었다 내쉬었다하고 과다한 운동을 할 때는 그 속도가 세 배로 늘 수도 있다. 호흡은 공기와 몸 세포 사이의 산소와 이산화탄소의 교환이다. 세포 안의 화학적인 진행으로 음식물이 산화되어 에너지가 생기고 노폐물인 이산화탄소는 시스템에서 제거된다.

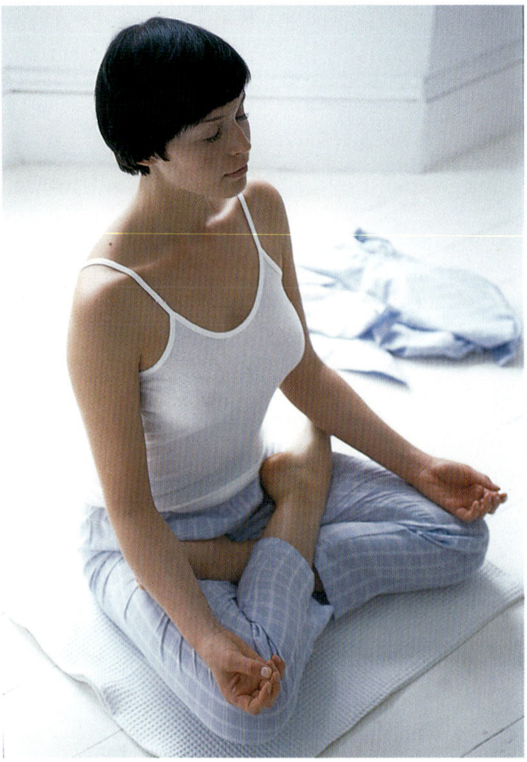

호흡기 계통 질환들(respiratory ailments)

호흡기 계통 질환들은 점액에 영향을 주는데, 기관지, 세기관지, 허파꽈리를 가지고 있는 비뇨기관, 후두, 인두, 호흡관, 폐가 이에 포함된다. 건강할 때는 솜털이 치는 액션으로 소독된 위로 내려오는 호흡점액을 의식하지 못한다. 솜털은 극히 작은 털로 공기 통로 줄 세포에서 자라고 뒤로 앞으로 흔들린다. 힘이 없을 때는 우리의 면역은 떨어지고 공기에서 생긴 박테리아와 바이러스를 저항하지 못하게 된다. 점액이 더 끈적여지고 몸의 독소를 없애지 못하고 막히게 되면 만성카타르가 될 수 있다.

우리는 몸의 자연적인 응답으로 이 과다한 양을 없애기 위해 재채기(기침)를 시작하게 된다.

기침(coughing, 재채기)

우리는 기침(재채기)을 두 가지 이유로 하게 된다.

- 불충분한 점액. 이것은 알레르기성과 천식 그리고 마르고 괴롭히는 기침(재채기)에서 볼 수 있다. 점액은 너무 끈적여서 충분하게 흐르지 못한다. 이 문제가 오래 지속되면 코가 막힐 수도 있고 만성 기관지염이 될 수도 있다.
- 과다한 점액. 이것은 카타르라고 알려져 있다. 과다한 점액은 털의 조직에 너무 많이 쌓이게 되고 그렇게 해서 코가 막히게 된다. 그로 인해 기관지염과 폐렴이 생길 수도 있다.

천식(Asthma)

증상과 원인들

천식은 숨쉬기가 어렵고 가슴을 압박하고 숨을 헐떡이고 씨근거리며 과도한 점액에 의해서 기침을 한다. 가능한 원인은 알레르기들인데 예를 들면, 꽃가루, 동물의 털, 진균류 그리고 유제품 등이다.
감정적인 스트레스도 또한 원인이 되기도 한다.

추천하는 에센셜 오일

클라리 세이지 행복감과 감정의 상승효과를 갖는다. 이것은 방어 시스템을 강화하고 병치레 후에 회복을 촉진한다.

사이프러스 천식으로 인한 기침을 완화하고 기관지의 경련을 진정시킨다.

프랑킨센스 점막에 명백한 효과를 가지고 있고 특히 폐를 깨끗하게 하는데 도움이 된다. 이것은 감정을 진정시키고 가쁜 숨을 완화시킨다.

상승효과를 위한 혼합액

- 클라리 세이지 2방울
- 사이프러스 2방울
- 프랑킨센스 2방울

마사지 캐리어 베이스

- 선플라워 오일 15ml(1/2fl oz)

사용방법

- 목욕
- 흡입(마른 손수건에 떨어뜨려 흡입하는 방법)
- 가슴과 목, 어깨의 일반 마사지(p.47)

주의: 뜨거운 스팀을 통하여 흡입하지 말 것. 숨이 막히게 할 수 있다.

다른 유용한 에센셜 오일

클라리 세이지, 사이프러스, 유칼립투스(*Eucalyptus globulus, E. smithii*), 프랑킨센스, 갈바눔, 라벤더, 스페니시 마조람, 트루 멜리사, 미르, 비터 오렌지, 페퍼민트, 샌달우드, 티트리, 스위트 타임

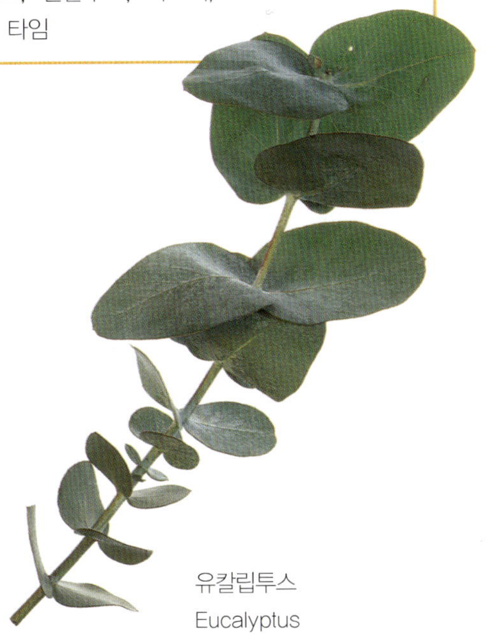

유칼립투스
Eucalyptus
Eucalyptus globulus

약초 관례

클라리 세이지(Clary sage) 이것을 눈병을 완화하는데 사용했던 중세의 (식물)약초 학자에 의해서 '맑은 눈'이라고 불렸었다.

사이프러스(Cypress) 고대 문명사회에서 약으로서 높은 가치를 지녔었고 아직까지도 티벳에서는 정화향으로 사용된다.

프랑킨센스(Frankincense) 성경에서 아라비아로부터의 달콤한 향진이라고 언급되었다. 이것은 갓 태어난 아기 예수에게 세 명의 현인이 선물한 선물 중의 하나였다.

기관지염(Bronchitis)

증상과 원인

기관지염은 기관지에서 폐에 이르는 감염이다. 이것은 흉부 질환의 기침, 가슴(흉곽) 통증, 근육통, 높은 열과 함께 어깨 견갑골 사이 통증 등의 증상을 가져 올 수 있다. 우울증 또한 증상의 하나이다.

원인은 잘못된 호흡법, 공해, 알레르기, 스트레스 그리고 과도한 유제품과 정크 푸드(칼로리가 높으나 영양가가 낮은 인스턴트식품 등)의 소비 등이다. 종종 바이러스성의 염증에 의해 촉진된 세균 감염의 합병증이 있다.

추천하는 에센셜 오일

카주풋 기도에 뛰어난 살균 효과를 가진다. 특히 감염의 초기에 그리고 종종 발견되는 급성의 기관지염의 염증에 효력이 있다. 이것은 열병(발열)의 온도를 극소화시키기 위한 발한 작용(땀이 나게 하는)을 증가시키고, 몸의 인플루엔자 독소를 방출한다.

샌달우드 가슴(흉곽) 감염, 인후염, 기관지염과 폐 감염에 동반되는 마른기침에 유용한 오일이다. 이것은 카타르성의(카타르: 조직의 손상을 일으키지 않는 점막의 삼출성 염증) 몸의 이상이 있을 때 숙면을 돕고 면역 시스템을 활성화하는 것을 돕는다.

약초 관례

카주풋(Cajuput) 목재의 색깔에 기인한 '하얀 나무' 라는 뜻의 *카쥬-푸티*라 불리는 말레이시아의 야생에서 자란다. 이것은 지역적으로 감기, 인후염, 두통, 근육의 피로에 사용되었다.

샌달우드(Sandalwood) 가장 오래된 향수의 재료로 알려져 있고, 4,000년 이상 사용되고 있으며, 전통적으로 시체를 약품으로 처리하여 썩지 않게 보존하기 위한 향료로 사용되었다.

다른 유용한 에센셜 오일

베이, 카주풋, 시더우드(아틀라스, 버지니아산), 사이프러스, 프랑킨센스, 진저, 임모텔, 라벤더, 미르, 니아울리, 샌달우드, 스위트 타임

스위트 타임 백혈구의 활동을 활성화시키고, 몸이 감염과 싸우는 것을 도우며, 병균이 퍼지는 것을 막아준다.

상승효과를 위한 혼합액

- 카주풋 2방울
- 샌달우드 1방울
- 스위트 타임 3방울

마사지 캐리어 베이스

- 선플라워 오일 15ml(1/2fl oz)

사용방법

- 스팀 흡입
- 증기
- 목욕
- 가슴과 등 마찰(문지르기)
- 등과 견갑골을 마사지하는데 등의 중심이 되는 척추(등뼈)를 중심으로 양쪽에 손을 올리고 어깨 쪽을 향하여 쓰다듬어 올라간다. 견갑골 주변을 8자형으로 나아간다. 시작했던 지점으로 내려가 다시 시작한다. 이것은 등의 긴장을 완화시킬 것이고 울혈을 푸는데 도움이 될 것이다.

부비동염(Sinusitis)

증상과 원인

동강의 감염이며 충혈, 눈 주위의 통증, 두통과 구취 등을 일으킨다. 가능한 원인으로는 스트레스, 음식 알레르기와 공기오염 등이 있다. 감기에 의해서도 발생할 수 있다.

추천하는 에센셜 오일

임모텔 일반적인 호흡기 질환을 위해 쓰이며 열 감기, 기침, 기관지염과 부비동염 등을 진정시키는 데 효과적이다. 면역 시스템을 강화시키며 알레르기와 감염을 방지해 준다. 폐에서 나오는 점액을 감소시켜 주며 수면을 유도한다.

레몬 두통과 부비동염에 의한 편두통, 신경통 등을 가라앉혀 준다. 백혈구를 촉진하여 면역시스템을 강화하고 체내에서 병균과 싸우는 힘을 길러준다.

미틀 부비동염에 뚜렷한 효과가 있는 것으로 알려져 있다. 작용에 있어서는 유칼립투스와 유사하나 동일한 특질을 가지지는 않는다. 미틀의 진정효과는 밤에 매우 효과적이다.

상승효과를 위한 혼합액

- 임모텔 1방울
- 레몬 2방울
- 미틀 3방울

페이셜 마사지 베이스

- 선플라워 오일 15ml

다른 유용한 에센셜 오일

카주풋, 유칼립투스(*Eucalyptus globulus*), 라벤더, 니아울리, 페퍼민트, 파인, 티트리, 스위트 타임

약초 관례

레몬(Lemon) 고대에는 방향을 위해서, 곤충을 쫓기 위해 쓰였다. 그 후에 선원들이 오랜 항해기간 동안 괴혈병을 방지하기 위해 사용되기도 하였다.

미틀(Myrtle) 네로 황제시대에 Anazarbus(현 남부 터키)에 살았던 그리스의 의사인 디오스코리데스에 의해 사용되었다. 그의 처방에 따르면 은매화는 폐를 깨끗하게 해주고 와인에 담가 불려서 얻어진 추출물의 형태로 환자에게 처방하였다.

사용방법

- 목욕
- 증기 흡입
- 건식 흡입
- 분무
- 페이셜 마사지. 위에 언급된 혼합액을 이용하여 눈썹의 안쪽 아래 부분에 약지를 놓는다. 눈썹은 올려주며 눈 바깥쪽으로 손가락을 움직인다. 눈 바깥쪽에 닿으면 중지로 광대뼈를 따라 눈 중앙 아래쪽까지 같은 동작을 반복한다. 손가락을 시작지점까지 뒤로 움직여 주고 동작을 반복한다.

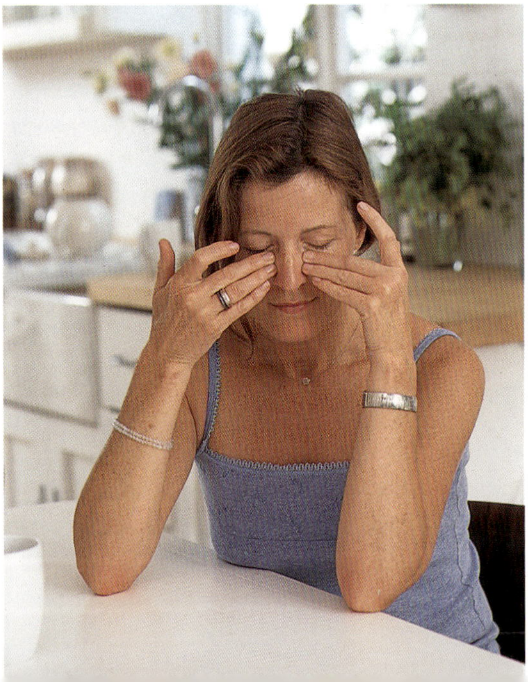

혈액순환 계통은 심장, 대동맥, 소동맥, 모세혈관, 정맥 그리고 피로 형성되어 있다. 혈액순환 계통의 기초적인 기능은 피가 신체의 모든 부위에 잘 통하게 하는 것이다. 모든 세포들은 영양을 필요로 하며 그 영양은 피에서 얻게 된다. 또한 혈액순환 계통은 세포의 포함된 이산화탄소, 요산 그리고 젖산 같은 노폐물을 신장, 장, 폐 그리고 피부로 전달시켜 배설이 되게 한다.

라이프스타일은 질환의 진행 요인이라는 것이 입증되었다.

서양사회에서는 3분의 2의 사람들이 혈액순환 계통과 관련된 질환으로 사망한다. 혈액순환 계통의 위험을 높이는 것으로는 술, 담배, 소금이나 포화지방 그리고 가공식품 섭취 그리고 운동부족이다.

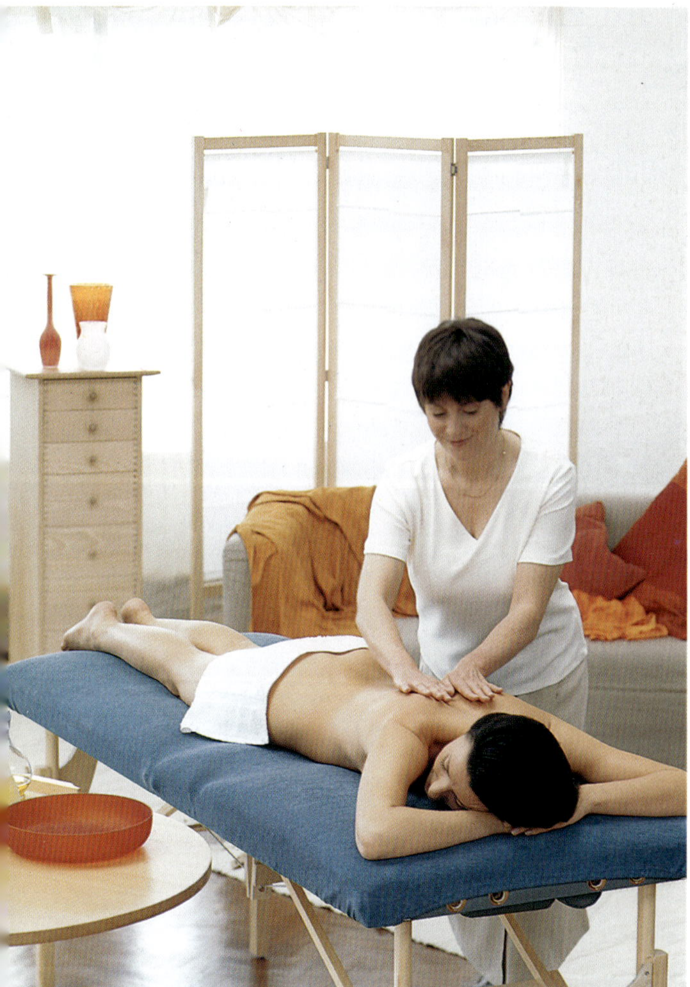

활력과 탄력이 있는 혈액순환 계통은 생명의 기초이며 신체 모든 부위의 완성이다. 혈액순환이 순조롭게 이루어지지 않으면 관련된 신경조직과 기관에 심한 해를 입게 될 것이다. 혈액 자체는 건강할지라도 혈액순환이 순조롭지 않으면 문제가 생긴다. 마찬가지로 신진대사 중 노폐물을 내보내지 않으면 신경조직에 해가 되는 결과가 생길 것입니다.

예방방법(prevetative measures)

혈액순환 문제를 예방하는 것이 혈액순환 계통 질환이 생긴 것을 치료하는 것보다 훨씬 낫다. 담배를 끊고 충분한 운동을 하고 알맞게 음식을 섭취하고 자신에게 적당한 체중을 유지하고 스트레스를 줄이는 것으로 예방할 수 있다. 아로마테라피는 혈액순환 문제 등을 예방하는데 있어 아주 효율적인 방법 중 하나이다. 아로마틱 오일을 사용한 마사지는 여러 가지의 보충 치료 중 스트레스나 혈액순환과 관련된 상태에 가장 좋은 효과를 보여주고 있다.

주의: 혈전증의 경우에는 존재하는 울혈을 이동시킬 수가 있기 때문에 절대 마사지를 금지한다.

고혈압(High blood pressure)

증상과 원인

혈압이 오르는 것은 크고 작은 혈관 양쪽 모두의 피의 흐름의 저항이 증가하는 결과이다. 고혈압을 가지고 있는 사람들의 약 90%가 그들의 높은 혈압의 명백한 근원적인 원인을 가지고 있지 않다; 이것을 본태성 고혈압이라고 한다. 본태성 고혈압의 가능한 원인은 오래 지속된 장기적인 스트레스, 흡연, 음주, 앉아서 일하는 라이프스타일, 그리고 비만이라고 할 수 있다. 나머지 10%는 명확한 원인을 찾을 수 있는데; 이것을 2차 고혈압이라고 한다.
특이한 원인은 부신 또는 신장의 장애, 임신의 합병증, 또는 선천적인 심장 결함이라고 할 수 있다. 심한 고혈압은 가끔은 숨이 가쁘고, 현기증, 시각장애의 원인이 되기도 한다.

주의: 다음의 오일들은 고혈압에 금기시 되는 것들이다: 히숍풀, 로즈마리, 보통의 세이지, 붉은 타임
항상 고혈압 치료를 위한 전문적인 도움을 모색한다. 아로마테라피와 자가치료요법을 사용하는 것은 가벼운 경우 도움이 되겠지만, 그러나 의사의 우선적인 진단 없이 아로마테라피가 장기간 혈압약을 대신해서는 안 된다.

추천하는 에센셜 오일들

베르가못 (남유럽산 감귤류) 불안하고 우울하고 신경과민 상태를 다루기 위해서 뛰어난 진정작용을 하는 특성이 있다.

네롤리 상당한 (수면제)진정제이고 행복감을 주고, 만성적인 불안, 우울, 스트레스의 감정적인 상태를 부드럽게 누그러뜨린다.

일랑일랑 흥분한 상태에 매우 뛰어난 오일이고, 아드레날린의 흐름을 조절하고, 신경계통을 완화한다. 이것은 공포(공황상태), 불안, 두려움의 느낌들을 안정시킨다.

약초 관례

베르가못(Bergamot) 얼 그레이 차의 재료이고 특유의 향을 제공한다.

네롤리(Neroli) 오렌지 꽃으로 알려져 있으며 17세기 이탈리아에 이 오일을 소개한 네롤라 공주의 이름을 따서 이름 지어졌다. 마드리드에서는 매춘부들에 의해 사용되었으며, 민속문화로서 순결을 바치기 위한 신부 부케에도 사용되었다.

일랑일랑(Ylang ylang) 성욕을 일으키는 최음성의 특성을 가지고 있고, 인도네시아에서는 이 꽃잎들을 신혼 부부의 침대에 뒤덮이게 흩뿌린다.

상승효과를 위한 혼합액

- 베르가못 2방울
- 네롤리 1방울
- 일랑일랑 3방울

마사지 캐리어 베이스

- 선플라워 오일 15ml(1/2fl oz)

사용방법

- 목욕
- 전신 보디 마사지
- 증기흡입
- 개인 향수

다른 유용한 에센셜 오일

로만 카모마일, 프랑킨센스, 라벤더, 스위트 마조람, 로즈 오토

셀룰라이트(Cellulite)

증상과 원인

셀룰라이트는 지방세포를 둘러싸고 있는 결체(근육, 신경)조직 안에 물과 유독한 노폐물들의 축적을 말한다. 지방 세포들의 주변 조직은 딱딱하게 하고 수분을 가두고 보기 싫게 불룩하게 하는 경향이 있다. 가능한 원인들은 호르몬의 불균형, 부족한 혈액순환, 불균형한 다이어트, 차, 커피, 담배, 술 등의 남용과 스트레스를 들 수 있다.

추천하는 에센셜 오일

그레이프푸르트 신체 시스템으로부터 유독한 노폐물과 물을 배출하는 완벽한 이뇨의 특성으로 림프 순환을 돕는다.

주니퍼 베리 독을 제거하는 특성으로 잘 알려져 있다. 이것은 몸의 독소를 처리하고 특히 지나치게 많은 양의 술이나 기름기 많은 음식을 섭취하였을 때 소비시킨다.

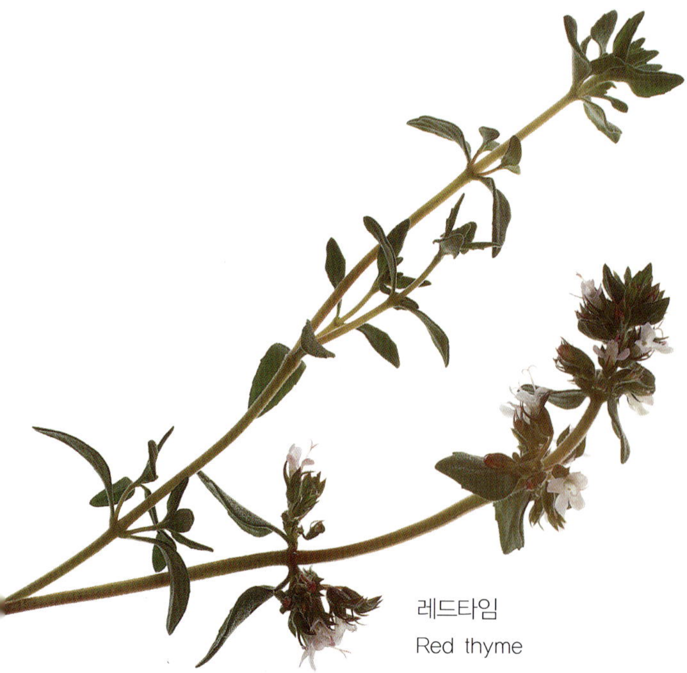

레드타임
Red thyme
Thymus vulgaris thymol

약초 관례

주니퍼(Juniper) 신선한 솔, 소나무 향기와 함께 살균의 특성으로도 오랫동안 가치를 지녀왔다. 고대 그리스에서는 전염병에 대항하기 위해 사용되었고, 중세기 동안에는 주니퍼 베리가 호흡기 감염을 치료하기 위하여 뜨거운 욕조 목욕에 사용되었다.

커먼 타임(Common thyme) 가장 초기의 약초식물 중에 하나로 고대 이집트인들이 미라를 만드는 과정에서 사용하였고, 고대 그리스인들은 전염병들을 막기 위하여 향을 피우고 훈증 소독하는 데 사용하였다. 타임이란 이름은 향수라는 뜻의 그리스어 thymos에서 유래되었다.

레드 타임 순환에 좋고 요산의 제거를 촉진하는 이뇨작용을 자극한다.

상승효과를 위한 혼합액

- 그레이프푸르트 2방울
- 주니퍼 베리 2방울
- 레드 타임 2방울

마사지 캐리어 베이스

- 그레이프 시드 오일 10ml(1/5fl oz)
- 아보카도 오일 5ml

사용방법

- 일반적인 림프 마사지(p.40)
- 목욕
- 셀프 마사지(p.35)

다른 유용한 에센셜 오일

캐롯 시드, 사이프러스, 펜넬, 제라늄, 진저, 레몬, 비터 오렌지, 로즈마리

체액 정체(Fluid retention)

증상과 원인들

체액 정체는 일반적으로 발과 발목의 팽창으로부터 기인한다. 가능한 원인들은 생리 전의 긴장 증상, 너무 오래 서 있거나 앉아 있을 경우, 몸의 손상 그리고 운동부족 등이다.

추천하는 에센셜 오일

캐롯 시드 우리 몸의 훌륭한 정화제인데 주로 간의 독소를 제거하는데 매우 효과적이고 그리고 이것은 체액 정체를 줄이는데 도움이 된다.

제라늄 우리 몸속의 노폐물을 처리하는 림프 시스템을 자극하고 순환시키는 효과를 갖는다. 이것은 또한 혈액순환을 강화한다.

스위트 오렌지 림프를 자극하여 수분의 정체와 유독성 폐기물을 감소시키는데 효과적이다.

상승효과를 위한 혼합액

- 캐롯 시드 1방울
- 제라늄 3방울
- 스위트 오렌지 2방울

마사지 캐리어 베이스

- 그레이프 시드 오일 15ml(1/2fl oz)

사용방법

- 목욕
- 족욕 또는 수욕
- 전신 마사지

주의: 부종이 있는 곳의 윗부분은 항상 마사지를 하여야 하나 부종이 있는 부분에 직접 마사지하는 것은 피한다.

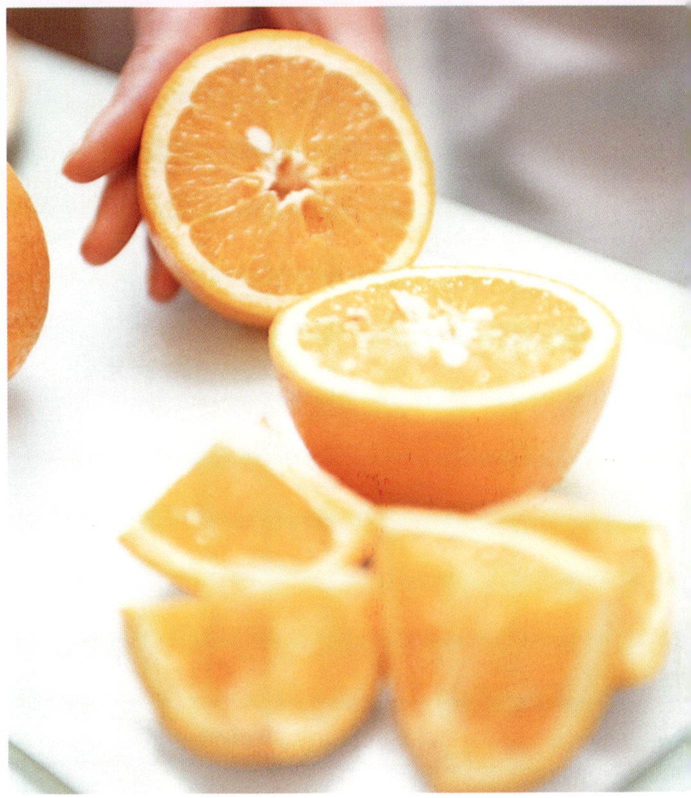

약초 관례

캐롯 시드(Carrot seed) 전통적으로 소변의 정체, 배앓이, 신장, 소화기 장애를 위하여 사용되었다. 중국에서는 전통적으로 이것을 이질, 설사, 기생충을 제거하는데 약재로 사용하였다.

제라늄(Geranium) 이국적인 향을 가지고 있어 때때로 회복제로 사용되기도 한다.

오렌지(Oranges) 중국인들이 신년에 행복과 성공을 기원하며 주는 선물이다.

다른 유용한 에센셜 오일

사이프러스, 펜넬, 그레이프푸르트, 주니퍼 베리, 만다린, 로즈마리

우리는 살아가는데 음식이 필요하다. 건강과 활력소는 소화기 계통이 신체에 영양소를 공급해 줄 수 있는 능력에 달려 있다. 소화기 계통은 입으로 시작해서 항문으로 끝난다. 시스템은 놀랍게도 길이가 11m나 된다. 소화기 계통은 음식물을 사용할 수 있도록 준비하고 다음과 같은 5가지 기초 활동으로 분배해 준다.

- 음식물을 신체 안으로 섭취
- 음식물을 소화기관으로 보냄
- 음식물을 기계적으로 그리고 화학적으로 분해함
- 영양물을 혈액으로 흡수시켜 세포로 분배함
- 소화 안 되는 물질들을 몸에서 제거함

감정조절(balancing the emotions)

소화기 계통과 건강은 감정과 아주 가깝게 연결되어 있다. 때로 스트레스, 공포나 화가 나는 감정을 느낄 때 "장 반작용"을 경험한다. 감정적인 두려움은 위가 많은 산을 배출하게 한다. 이런 감정들은 잠깐일 수도 있지만 오래 지속되는 화, 두려움 혹은 스트레스는 소화기 계통에 식욕을 저하시키고 변비, 가슴앓이, 설사 그리고 메스꺼움을 주어 시스템을 방해한다. 만약 이런 감정문제가 만성이 되면 위궤양 혹은 과민성 장 증후군(IBS)이 생길 수도 있다. 그렇기 때문에 건강한 음식을 섭취하고 균형 잡힌 생활을 해서 심각한 소화기 문제를 피하는 것은 아주 중요하다.

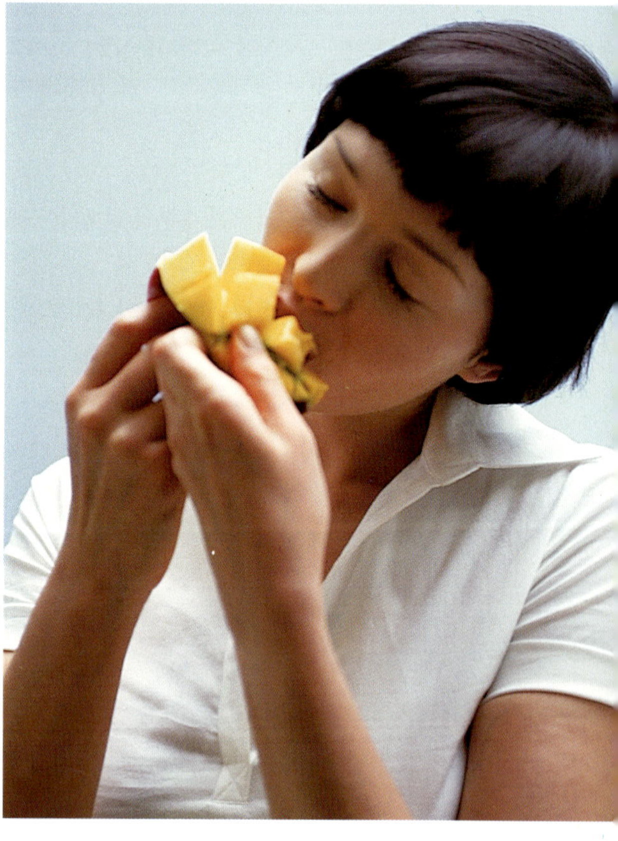

과민성 장 증후군

(Irritable Bowel Syndrome; IBS)

증상과 원인

과민성 장 증후군은 부족한 소화 기능과 관련된 증상들의 범위로 알려져 있다. 환자들은 복부통증, 팽만감, 변비 또는 설사, 헛배부름, 메스꺼움 등을 경험한다. 대변에는 점액, 피를 담기도 하고 그리고 대변이 작고 딱딱한 토끼똥과 비슷할 수 있다. IBS의 가능한 원인은 스트레스, 음식 알레르기가 포함된다.

추천하는 에센셜 오일

스위트 마조람 소화 시스템의 진정 효과로 알려져 있고 심한 복통, 소화 불량, 변비, 헛배부름을 경감하고, 독소를 제거하는데 도움이 된다.

블랙페퍼 위를 강화시키는 효과를 가지고 있고, 타액의 분비를 증가시키며 호흡을 몰아내고 메스꺼움을 완화한다. 이것은 결장 근육을 보통의 활동할 수 있는 상태로 만들기 때문에 일부 장의 문제에 효율적이다.

페퍼민트 소화 시스템과 관련 있는 모든 종류의 급성의 이상 증세에 효력이 있다. 이것은 위와 간장, 창자에 이로운 활동을 한다. 이것은 경련을 막는 활동으로 위와 소화관-장의 평활근의 긴장을 풀게 하여 위통, 배앓이, 설사, 소화불량, 구취, 담석, 구토에 도움을 준다.

힌트

페퍼민트 오일의 캡슐을 취한다(건강식품점에서 구할 수 있다).

약초 관례

스위트 마조람(Sweet marjoram) 고대 이집트인들에게 많은 칭송을 받았는데 죽은 사람의 생후를 위하여 무덤가에 심어 주었다.

검은 (말린)후추 열매(Black peppercorns) 전통적으로 그리스에서는 열병(발열)과 위를 강화하는데 사용되었다. 인도에서는 먼 길을 걷는데 스테미너를 주기 위해 패퍼 알맹이를 삼키는 습관이 있다.

페퍼민트(Peppermint) 위를 진정시키고 또한 뇌를 자극한다.

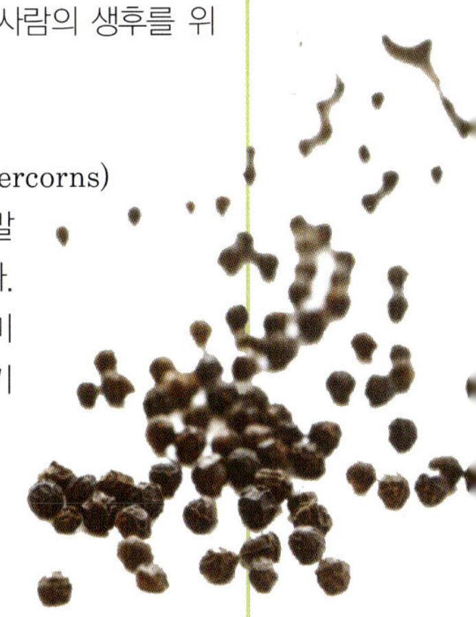

상승효과를 위한 혼합액

- 스위트 마조람 2방울
- 블랙페퍼 2방울
- 페퍼민트 2방울

마사지 캐리어 베이스

- 그레이프 시드 오일 15ml(1/2fl oz)

사용방법

- 복부에 시계방향으로 돌리며 하는 부드러운 마사지
- 습포
- 목욕
- 전신 마사지

다른 유용한 에센셜 오일

로만 카모마일, 펜넬, 라벤더, 만다린, 네롤리

차(배) 멀미(Travel sickness)

증상과 원인

여행 중에 당신은 갑자기 덥고 후텁지근하고 위경련이 따르면서 토하고 싶었던 경험이 있을 것이다. 차멀미는 눈으로부터, 귀의 균형 메커니즘으로부터, 위로부터 뇌에 도달하는 상반되는 메시지에 의한 넓은 범위이다.

추천하는 에센셜 오일

카다먼 과민한 위에 이롭다. 이것은 설사와 배앓이, 소화기관의 불편함 등을 진정시키는 작용을 한다. 또한 메스꺼운 기분을 완화시킨다.

팬넬 스트레스, 메스꺼움, 구토, 배앓이의 원인에 의한 소화불량과 같은 질환에 작용하는, 소화기관을 위한 훌륭한 강장제이다.

진저 진정시키는 오일로서 특히나 메스꺼움, 숙취, 차멀미에 효과적이다.

상승효과를 위한 혼합액

- 카다먼 2방울
- 펜넬 2방울
- 진저 2방울

사용방법

- 건식 흡입(손수건이나 티슈에 2방울 떨어뜨림)

약초 관례

고대 그리스 시대에 펜넬은 힘, 용기를 준다고 믿었기 때문에 경기자들이 많이 사용하였다.
진저는 수천 년 동안, 특히 동양에서 사용되었으며, 중국에서는 류머티즘, 말라리아, 감기 등에 사용되었고, 서양에서는 소화에 도움을 준다고 알려져 있다.

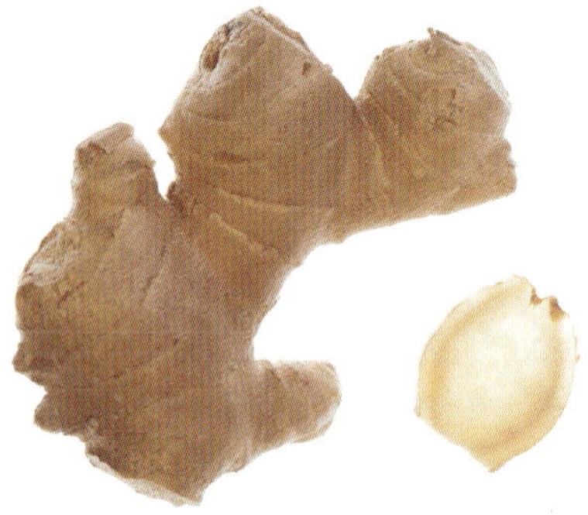

진저
Ginger
Zingiber offoconale

다른 유용한 에센셜 오일

코리앤더, 라벤더, 페퍼민트

소화불량(Indigestion)

증상과 원인들

소화불량은 과식하거나 급하게 먹었을 때, 또는 기름기 많고 열량이 많거나 매운 음식을 먹었을 때 나타날 수 있는 다양한 증상들을 포함한다. 신경과민성 소화불량은 스트레스로 기인한 흔한 결과이다.

주의: 심하게 아프거나 지속적으로 계속 통증이 있는 경우, 체중이 줄고, 구토증세가 있거나, 설사나 변비가 심한 증상들을 보이는 이들은 즉시 전문의에게 진찰을 받아야 한다.

추천하는 에센셜 오일

시나몬 잎 소화관의 경련, 소화불량, 설사, 대장염, 구토, 메스꺼움을 가라앉힌다.

코리앤더 위의 통증을 진정시키고 따뜻하게 하는 효과를 갖는다. 그리고 이것은 거식증, 과식증 등의 섭식 장애에도 도움이 된다.

비터 오렌지 비터 오렌지 나무로부터 얻어지는 꽃으로 신부의 부케와 화관으로 사용되었고 부부가 침상으로 들기 전 긴장과 불안 등을 가라앉혀 주는데 사용되었다. 비터 오렌지는 위를 진정시키는 작용을 가지고 있다고 보여지는데, 특히 과민한 부위에 그렇다. 이것은 담즙을 촉진시켜 줌으로써 도움을 주고 지방의 소화를 돕는다.

약초 관례

시나몬(Cinnamon) 중세 아랍인들에 의해 거래되었다. 그들은 시나몬이 맹조류 둥지에서 추출되며 그들의 공격에 맞서가며 추출해야 한다고 주장함으로써 향료무역을 독점하였다.

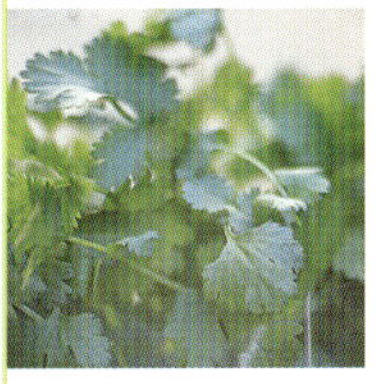

코리앤더(Coriander) 사용에 있어서 오랜 역사를 가지고 있는 약초이다. 씨앗이 고대 이집트인 래머시즈의 무덤에서 발견되었다.

비터 오렌지(Bitter orange) 꽃은 부부가 침상으로 들기 전 긴장되는 마음을 가라앉히기 위해서 신부의 부케에 사용되었다.

상승효과를 위한 혼합액

- 시나몬 잎 1방울
- 코리앤더 2방울
- 비터 오렌지 2방울

마사지 캐리어 베이스

- 그레이프 시드 오일 15ml(1/2fl oz)

사용방법

- 전신 마사지
- 따뜻한 습포

힌트

증상이 시작되었을 때는 캐리어 오일과 시너지스틱 오일들을 혼합하고 위의 정확한 면에서 시작하여 원형의 동작으로 위를 마사지한다. 이것은 경련을 일으킨 근육에도 도움이 될 것이다.

다른 유용한 에센셜 오일

안젤리카, 카다먼, 카모마일(저먼, 로만), 펜넬, 진저, 만다린, 스위트 마조람, 네롤리, 블랙페퍼, 페퍼민트

면역 계통은 세포 조직들로 이루어져 있고, 박테리아나 바이러스 그리고 곰팡이 또한 병균들이 몸을 침투할 때 몸속 분자들 그리고 기관들과 함께 몸을 지킨다. 몸의 건강은 면역 계통에 얼마나 빠른 시일 내에 침입자를 알아채고 침입한 물질을 없앨 수 있는지에 달려 있다. 면역 계통의 능숙함은 두 가지 림프구의 세포조직 시스템에 달려 있다. 림프구는 몸의 골수 그리고 비장에 있는 림프선에서 만들어지는 세포이다.

스트레스(stress)

병균의 면역과 저항은 자세, 행동 그리고 감정과 연결되어 있다고 보여주는 증거들이 많다. 조사에 따르면 심각한 우울증은 사람의 면역력을 떨어뜨리고 감염되게 한다. 비슷하게 과다한 일로 인한 스트레스 또한 면역력에 좋지 않은 영향을 끼칠 수도 있다. 보통 대부분의 사람들은 자신들의 한계를 넘어 몸이 매일 매주 자연적으로 회복될 수 있도록 시간을 주지 않고 있다. 결국에 쉬게 되면 몸은 갑자기 편하게 된다. 이와 같은 때에는 면역기능이 잘 기능화되지 않아 몸이 효과적으로 병균과 싸우지 못하고 병이 생길 수도 있다.

자가면역(auto-immunity)

자가면역이란 문자 그대로 자기에 대한 면역 그리고 자기를 받아들이지 못하는 상태이다. 감염과 싸우는 면역체계 방어의 실패는 단순포진감염, 혹은 수두, 균 감염, 칸디다증, 알레르기 혹은 과민증, 홍역, 풍진, 선열, 에이즈로 갈 수 있는 "HIV"를 일으킬 수 있는 감염질환들이 있다.

자가면역 질환은 인간과 동물에 모두 걸리기 쉬운 유전적 인자를 가지고 있으며 많은 바이러스, 박테리아, 화학, 독, 약은 민감한 사람들에게 주위환경 요인으로 작용한다. 네 가지 주요 요인은 유전학적인 경향, 호르몬 영향, 감염 그리고 스트레스이다.

어떤 오일을 사용해야 되는가 (Which oils to use)

약해진 면역계통은 다음과 같은 타입의 오일에서 효과를 얻는다.

- 박테리아 감염시 항생제: 바질, 엘레미, 유칼립투스, 레몬, 레몬 글라스, 미르, 네롤리, 니아울리, 팔마로사, 로즈, 티트리
- 바이러스 감염시 항바이러스제, 예를 들어 감기몸살: 엘레미, 유칼립투스, 임모텔, 라벤더, 스파이크 라벤더, 팔마로사, 티트리
- 백혈구 활동을 높이는 것들: 캐롯 시드, 프랑킨센스, 제라늄, 네롤리, 로즈, 타제트
- 해독, 혼탁한 혈액을 청결하게 도와주는 것들: 펜넬, 프랑킨센스, 주니퍼 베리, 라벤더, 블랙페퍼
- 살균제, 진균류 염증을 싸울 때: 시더우드(아틀라스, 버지니아산), 임모텔, 라벤더, 레몬 그라스, 미르, 파출리, 타제트, 티트리
- 상처를 치료할 때: 벤조인, 베르가못, 카모마일, 엘레미, 유칼립투스, 프랑킨센스, 제라늄, 라벤더, 미르, 니아울리, 로즈마리

칸디다균(Candida albicans infections)

증상과 원인

칸디다균은 위, 구강, 인후에 사는 효모 같은 진균류이다. 보통 내장에서 건강한 상태로 살지만 과로나 스트레스시 혹은 다른 질병으로부터 회복할 때는 이 진균이 증식할 기회를 얻게 된다. 이는 면역 체계를 약화시키고 칸디다로 알려진 감염을 일으키는 균으로 변한다. 가장 흔한 증상은 아구창(구강 칸디다증)이지만 메스꺼움, 두통, 기능 저하, 피로 등도 생길 수 있다.

추천하는 에센셜 오일

베르가못 요로감염 치료에 효과적이며 감염과 염증을 없애는 데 매우 좋고 특히 방광염에 효과적이다. 활기를 가져오고 우울함을 낫게 하는 데도 좋다.

유칼립투스 칸디다와 다른 진균 감염에 대해 매우 강력한 항염, 살균 효과가 있다.

티트리 질염에 매우 강력한 살균효과가 있고 일반적으로 생식기 감염에 효과가 있다.

약초 관례

티트리(Tea tree) 1770년 경 많은 용도로 허브티로 잎을 사용하던 호주의 어보리진 족의 사용에서 그 이름을 따왔다. 쿡 선장이 호주에 도착했을 때 그는 티트리를 발견했으며 그 끈끈한 잎을 음료수를 만드는 데 사용하였다. 티트리는 강력한 항균 아로마이다.

다른 유용한 에센셜 오일

로만 카모마일, 펜넬, 라벤더, 만다린, 네롤리

상승효과를 위한 혼합액

- 베르가못 2방울
- 유칼립투스 2방울
- 티트리 2방울

마사지 캐리어 베이스

- 유산균 요구르트(건강식품점에서 구입하며 칸디다에 효과적인 활성 성분을 함유함)

사용방법

- 질염에는 유산균 요구르트 50g(2oz)에 혼합액을 섞고 냉장고에 보관한다. 생리대 위에 요구르트 혼합물을 얇게 펴 바르고 착용한다. 이것을 밤에 한 번 하고 다음 날 아침에 한 번 더 하는 방식으로 3일 동안 하도록 한다. 이 혼합액은 박테리아와 싸우는 것을 돕고 그 부위를 차갑게 하여 가려움 또한 막아준다(양 파트너 모두 사용할 수 있다).

주의: 이 혼합액을 탐폰에 사용하거나 질 안으로 삽입하는 것을 금한다. 왜냐하면 점막에 자극을 일으킬 수 있기 때문이다.

바이러스성 피로증후군
(Post-viral fatigue syndrome)

증상과 원인

이 질환은 병들의 감염에 낮은 저항력을 가지고 있을 때 일어나고 증상은 피로, 쑤시고 아픈 것들이다. 가능한 원인들은 스트레스, 과로, 감정의 피로이다.

추천하는 에센셜 오일

엘레미 병과 맞서는데 도움을 주어 신체를 증강시키는 효과를 가진다. 마음을 위해서 이것은 기쁜 감정을 상승시킨다.

스파이크 라벤더 바이러스의 습격으로부터 대항하기 위한 면역을 증진하고 감정의 안정을 촉진한다.

팔마로사 신체를 쿨링하고 진정효과를 가지며 감정을 승화시키는 효과가 있다.

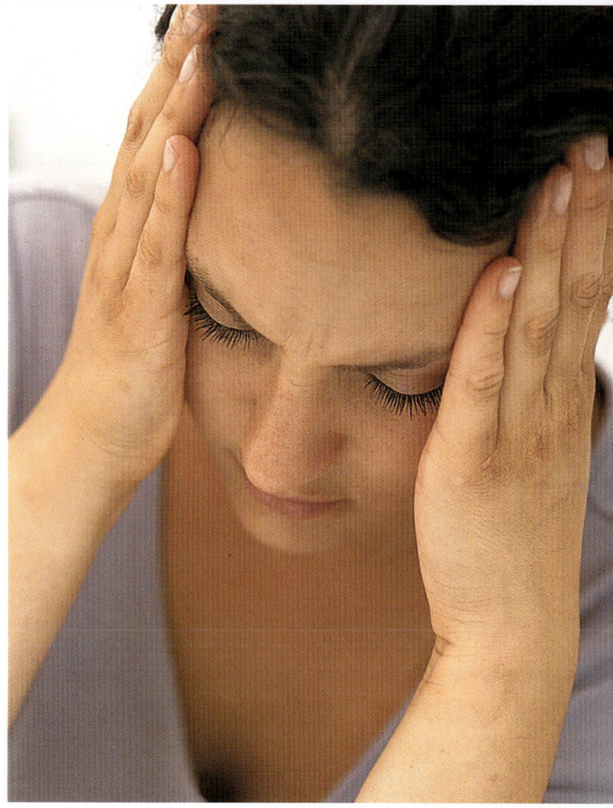

상승효과를 위한 혼합

- 엘레미 1방울
- 스파이크 라벤더 3방울
- 팔마로사 2방울

마사지 캐리어 베이스

- 선플라워 오일 15ml(1/2fl oz)

사용방법

- 전신 마사지
- 목욕
- 흡입
- 증기

약초 관례

엘레미(Elemi) 스킨케어와 호흡기 질환을 위하여 지역적으로 나무진이 사용되었던 필리핀 고유의 열대성 나무이다. 또한 이것은 미라를 만드는 과정에서 고대 이집트인들에 의해서 사용되었던 아로마의 하나이다.

스파이크 라벤더(Spike lavender) 허벌리스트 니콜라스 쿨패퍼(1616~54)에 의해 '허벌'이라는 그의 저서를 통해 묘사되어 있으며 감기에서 오는 머리와 뇌의 통증 및 중풍, 수종, 경련, 실신 등의 질병에 추천된다.

팔마로사(Palmarosa) 자주 장미 오일과 섞어 사용되었다.

다른 유용한 에센셜 오일

유칼립투스, 임모텔, 라벤더, 티트리

기침과 감기(Coughs and colds)

증상과 원인

감기는 광범위한 전염성의 바이러스에 의해서 생기는데 인후염, 코가 막히고, 콧물이 흐르고, 두통과, 기침(재채기), 그리고 일반적인 가라앉음 등의 증상을 갖는다. 한 가지 가능한 원인은 과로와 스트레스에 기인한 면역시스템의 저하가 감기에 걸리게 한다.

추천하는 에센셜 오일

벤조인 호흡기 질환에 도움이 되는 것으로 좋은 명성을 가지고 있다. 이것은 폐의 원기를 회복하고 기침과 감기 그리고 인후염 등에 유익한 작용을 한다. 이 따뜻한 오일은 소모된 감정적인 부분에 자신감과 안정을 스며들게 한다.

페퍼민트 쿨링의 특성으로 피로한 부분을 경감시켜 준다. 이것은 뜨거울 때 시원하게 하고 그리고 차가울 때 따뜻하게 하는 이중 작용을 한다. 이런 작용은 냉기 치료와 불완전한 점액, 발열, 발한 작용 등에 좋다. 이것은 눈 충혈을 제거하고 진통제, 마취약의 특성을 가지고 두통을 경감시킨다.

라벤사라 진정 오일로서 감염과 가벼운 기침과 싸우는 면역 시스템을 강화한다.

상승효과를 위한 혼합액

- 벤조인 1방울
- 페퍼민트 2방울
- 라벤사라 3방울

다른 유용한 에센셜 오일

바질, 베르가못, 카주풋, 엘레미, 유칼립투스(*Eucalyptus globulus, E. smithii*), 스페니쉬 마조람, 샌달우드, 티트리, 레드타임, 스위트 타임

약초 관례

벤조인(Benzoin) 전통적으로 동양에서는 향을 태우기 위하여 천 년 동안 사용되어 왔다. 그 향으로부터의 연기는 나쁘고 불길한 영혼이 쫓아지는 거라고 믿어졌다. 서양에서는 이것이 호흡기병을 위하여 문질러서 사용되는 'Friars' balsam'이라 불리는 향유로 복합 팅크의 형태로 가장 잘 알려진 것이다.

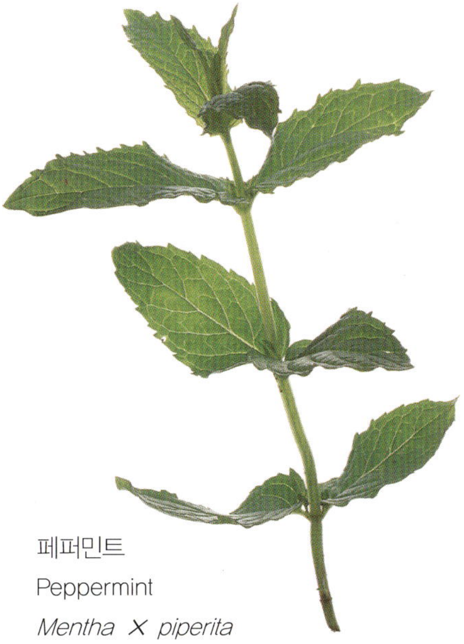

페퍼민트
Peppermint
Mentha × piperita

마사지 캐리어 베이스

- 그레이프 시드 오일 15ml(1/2fl oz)

사용방법

- 안면 마사지(정맥두염을 위한 마사지, p.63)
- 증기 흡입
- 건식 흡입(티슈에 혼합액 두 방울을 떨어뜨린다)

주의: 어린이나 아기의 피부에 직접적으로 사용하기에는 이 에센셜 오일들은 너무 강하다. 만약 아기나 어린이가 흡입하였다면 발작을 일으킬 수도 있다.

우리가 아이를 갖기로 결정하든지 안 하든지 간에 여성의 몸은 아이를 만들도록 디자인 된 복잡한 기계이다. 여성은 인생의 평균 6년 정도를 생리기간으로 보낸다. 이것은 일부의 여성이 생리통 기간이나 생리전 증후군 기간이 있는 것을 의미한다. 그리고 가임 기간이 끝날 때에는 폐경기로 이어지게 된다.

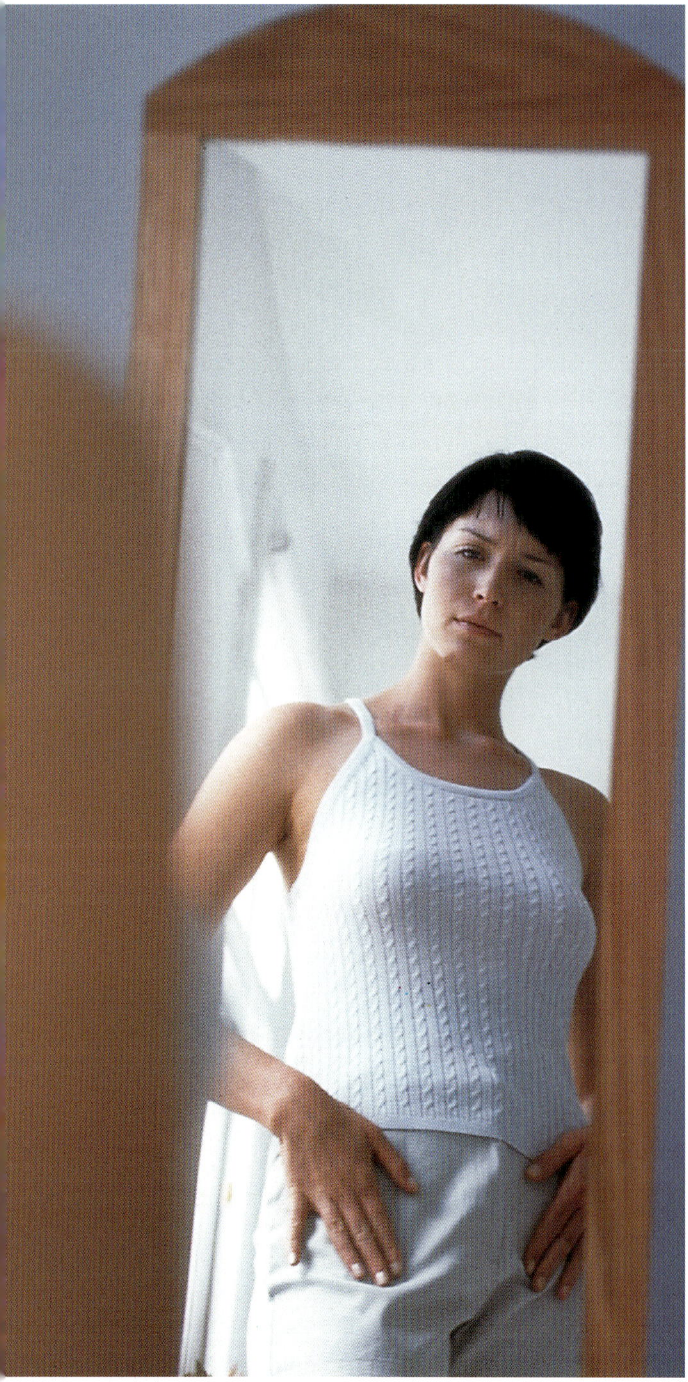

여성호르몬과 에센셜 오일 (female hormones and essential oils)

두 가지 가장 중요한 여성 호르몬 중 하나는 에스트로겐이며 이것은 여성생식기의 발생을 조절하고 유지하며 여자의 여성 형태와 생리기능을 갖게 한다. 프로게스테론은 매월 임신을 위한 자궁 내의 착상을 준비시킨다. 에센셜 오일이 호르몬과 같은 특성을 지니는 증거가 있다.

Anethole은 펜넬이나 아니스 오일 안에 들어 있는 화학적인 성분이며, 이 둘 다 에스트로겐의 활성보다는 약하지만 에스트로겐과 같은 특성을 가지고 있다. 시트러스 과일 안에 함유된 화학성분인 시트럴 역시 에스트로겐의 효과가 약간 있을 수 있지만, 이를 확인하기 위해서는 그 이상의 연구가 필요하다.

호르몬 활성을 가능하게 하는 에센셜 오일 (essential oils with possible hormonal activity)

펜넬, 레몬, 메이창과 멜리사는 호르몬의 활성을 갖는다.

주의: 에스트로겐 같은 효과 때문에, 펜넬은 에스트로겐 의존적 암(유방암을 포함하여)이나 자궁내막증식증 환자, 또는 임산부나 수유부에게는 사용해서는 안 된다.

생리전 증후군(Premenstrual syndrome)

증상과 원인

생리전 증후군은 생리 1주 혹은 2주 전에 나타나는 다양한 신체적, 정서적 증상의 복합이다. 생리전 증후군의 정서적인 증상은 짜증, 긴장, 우울, 피로, 과도한 식욕이다. 신체적 증상은 가슴의 민감성, 두통, 허리와 하복부 통증을 포함한다. 일반적으로 생리주기에 호르몬 수준의 변화가 원인으로 생각되지만 영양불균형, 스트레스, 과업무도 영향을 줄 가능성이 있다.

추천하는 에센셜 오일

클라리 세이지 자궁에 좋은 토닉으로 불규칙한 생리기간을 조절하며 하복부의 생리통을 완화시킨다. 그것은 일반적으로는 과도한 땀 분비를 억제하며, 클라리 세이지의 행복감을 주는 특성은 우울증을 낫게 하며 긴장과 불안감을 덜어준다.

제라늄 호르몬의 밸런스를 맞추는 부신피질을 자극한다. 이것은 생리 전 우울증, 질 분비의 결핍이나 양 많은 생리기간에 사용되며 이뇨제 특성이 있어 가슴의 염증과 울혈을 줄인다.

로즈 오토 자궁이 튼튼하도록 자극하고 진정작용과 조절작용이 있다. 또한 그것은 스트레스를 감소시키고 편안함을 주고 따뜻함과 감정을 상승시킨다.

약초 관례

클라리 세이지(Clary sage) 식물의 이름 *Salvia sclarea*는 'clear', 'saving' and 'healing'이라는 뜻의 라틴어에서 유래하였다.

제라늄(Geranium) 남아프리카 원산지이지만 어디에서나 널리 재배되고 있다. 여러 곳의 산유지이지만 *Pelargonium graveolens*는 섬세한 향 때문에 아로마테라피스트들이 가장 좋아하는 것으로 여겨지고 있다.

로즈(Rose) 페탈은 꽃들의 여신인 플로라의 잔치를 하는 동안 로마인들에 의해 퍼져 있었다. 로즈는 또한 아프로디테, 그리스 사랑의 여신과 연관되어 있다.

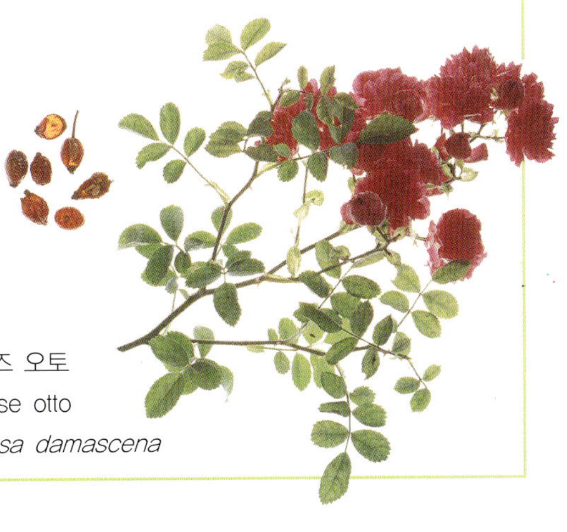

로즈 오토
Rose otto
Rosa damascena

상승효과를 위한 혼합액

- 클라리 세이지 2방울
- 제라늄 3방울
- 로즈 오토 1방울

마사지 캐리어 베이스

- 선플라워 오일 15ml(1/2fl oz)
- 이브닝 프라임로즈 오일 15방울

사용방법

- 정기적인 전신 마사지
- 생리전 또는 증상의 발병이 있기 전에 일주일 내내 복부 마사지
- 목욕시
- 개인 향수

다른 유용한 에센셜 오일

카모마일(저먼, 로만), 사이프러스, 프랑킨센스, 그레이프푸르트, 주니퍼 베리, 라벤더, 네롤리, 샌달우드, 베티버, 일랑일랑

생리통 기간(Painful periods)

증상과 원인

또한 월경불순으로 알려진 고통기간들은 생리기간 동안 일어나는 호르몬의 변화와 연관되어 있다. 그것들은 보통 때때로 생기는 아랫배의 불편함 또는 월경통처럼 느껴진다. 또 등 아래쪽이 은근히 아플 수 있다. 심한 고통은 전문가의 주위가 필요한 부인과 병의 증상으로 나타날 수 있다.

추천하는 에센셜 오일

로만 카모마일 생리통을 완화시켜 주고 월경 주기를 규칙적이게 조절한다.

클라리 세이지 자궁에 좋은 활성제 역할을 하고 특히 자궁의 문제에 유용하다. 이것은 근육은 이완시키는데 도움을 주어 아래쪽 등의 경련을 완화시킨다.

재스민 월경통을 줄이고 자궁에 경련을 줄인다.

약초 관례

카모마일(Camomile) 이집트인들에 의해 신에게 바치는 고대 신성한 허브로 여겨왔다.

클라리 세이지(Clary sage) 소화불량, 신장병, 그리고 생리불순에 중세시대 동안 사용되었다.

재스민(Jasmine) 자궁을 따뜻하게 하는 것으로 신화에서 오랫동안 연관되어 잘 사용된 오일이다. 출산시와 생리문제가 있을 때 사용된다.

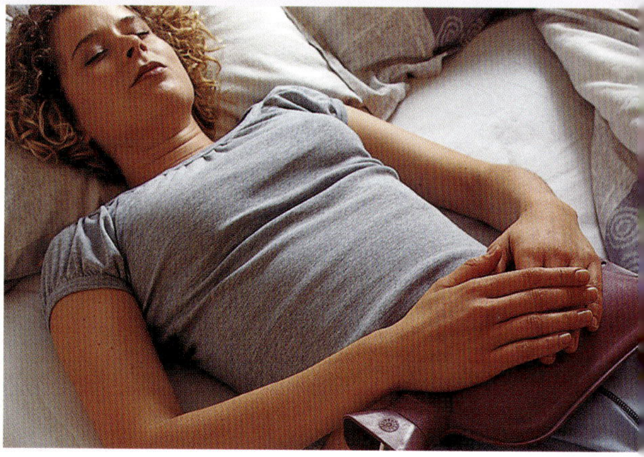

다른 유용한 에센셜 오일

사이프러스, 프랑킨센스, 주니퍼 베리, 라벤더, 스위트 마조람, 트루 멜리사, 로즈 오토

상승효과를 위한 혼합액

- 로만 카모마일 3방울
- 클라리 세이지 2방울
- 재스민 1방울

마사지 캐리어 베이스

- 선플라워 오일 10ml(1/5fl oz)

사용방법

- 월경전 일주일 동안 전신 마사지에 사용한다.
- 따뜻하게 눌러준다.
- 목욕시
- 생리기간 동안 캐리어 혼합액으로 부드럽게 아랫배 마사지를 해서 상승효과를 준다. 원형으로 움직인 후 복부 위에 따뜻한 팩을 올려놓는다. 따뜻한 팩은 에센셜 오일이 더 빨리 흡수되게 도와주어 근육을 이완시키고 통증을 완화시킨다.

폐경기(Menopause)

증상과 원인

여성이 폐경기를 맞이하면 난자 생성을 점진적 줄이는 난소로부터 감소된 에스트로겐의 양에 의해 몸의 신체적 심리적 변화가 일어난다. 폐경기라는 단어 자체가 생리의 정지를 뜻하지만, 대부분 이 시기가 지나고 나야 판단 가능한 과도기의 전, 중, 후의 시간을 나타내는데 사용되고 있다.

폐경기의 증상은 빠르면 30대에도 나타날 수 있지만 보통은 40~50대 여성에 나타난다. 이것은 열이 발생하고 밤에 땀이 나며 질 건조증, 수면장애, 기억력감퇴, 집중력 감퇴, 눈물과다, 불안, 스트레스와 성욕 감퇴를 포함한다. 증상의 심각성은 스트레스와 부적절한 식생활과 관련 있을 수도 있다.

추천하는 에센셜 오일

베르가못 스트레스와 우울, 걱정에 진정효과를 가지고 있다. 이것은 자궁의 청결제이다.

사이프러스 과다한 땀, 부종과 월경과다에 우수하다. 그것은 마음의 진정, 화와 좌절감을 진정시키는 효과가 있다.

펜넬 보디 클렌징에 탁월하고 에스트로겐 호르몬처럼 작용하여 성선계를 활성화시킨다. 이것은 불규칙한 생리기간과 성반응의 감퇴나 생리전 긴장 같은 폐경기 문제에 유용하다.

약초 관례

사이프러스(Cypress) 대부분의 에버그린 오일과 같은 솔잎 아로마로 깨끗하고 신선함을 가지고 있다

펜넬(Fennel) 아니스의 열매 같은 아로마처럼 달콤하고 전통적으로 용기와 힘을 준다고 해서 사용하는 고대 허브이다. 에스트로겐의 특성을 가지고 있어 비만, 수분 정체와 같은 문제에 도움을 준다.

상승효과를 위한 혼합액

- 베르가못 2방울
- 사이프러스 2방울
- 펜넬 2방울

마사지 캐리어 베이스

- 선플라워 15ml(1/2fl oz)
- 보리지 오일 10방울

사용방법

- 정기적인 전신 마사지
- 목욕시
- 개인 향수

다른 유용한 에센셜 오일

로만 카모마일, 클라리 세이지, 프랑킨센스, 제라늄, 라벤더, 트루 멜리사, 네롤리, 로즈 오토, 샌달우드, 일랑일랑

우리 골격계는 똑바로 걸을 수 있도록 하고 우리의 생명유지에 절대 필요한 기관을 보호하며 강하고 재생력을 가진 골조와 같다.

특수 분화된 세포들의 다발로 구성되어 있는 근육조직은 뇌에서 신경계까지 전달된 메시지를 경유하여 골격계의 움직임을 일으켜 이완과 수축을 가능하게 한다.

근육(muscles)

근육들은 몸통 골격을 주 뼈대로 감싸고 있다. 이것은 체중의 50%를 담당하고 있고 움직임을 가능하게 하는 기능을 갖는다. 근육의 2가지 타입으로 수의적인 것과 불수의적인 것이 있다. 쓰고 걷는데 사용되는 수의적인 근육은 의식의 지배를 받는다. 불수의적 근육은 호흡, 소화 등 열의 움직임을 포함하고 의식의 지배를 받지 않는다.

모든 근육들은 서로 상반되는 쌍과 그룹으로 작용한다. 한 근육 섬유 세트가 수축하면 대항하는 세트의 이완이 나타난다. 근육 운동은 이산화탄소와 젖산 같은 노폐물을 형성한다. 근육에 원활한 혈류공급은 이러한 노폐물 제거를 도우며, 노폐물은 결국 비뇨계, 피부와 폐를 통하여 배출된다.

과로하거나 스트레스를 받을 때 근육들은 뭉치고 딱딱해진다. 아로마테라피는 몸의 독소를 제거하며 혈액의 산, 염기 구성을 정상화하여 근육 긴장이 완화될 수 있도록 도와준다.

트리트먼트는 스트레스를 감소시켜 주고 유연함을 증가시켜 준다. 이것은 미네랄 솔트 목욕, 아로마테라피 마사지, 칭찬, 부드러운 스트레칭, 심호흡과 릴렉션한 운동과 같은 방법을 복합적으로 사용함으로써 이루어질 수 있다.

뼈(bone)

골격계는 206개 뼈의 딱딱한 구조로 이루어져 있다. 뼈들은 골아세포라 불리는 특별한 세포들로부터 만들어진 살아 있는 조직이다. 이 조직은 밀도와 조밀함 면에서 상당히 차이가 있다: 뼈의 표면이 가까우면 가까울수록 밀도가 높다. 많은 뼈들은 중앙 공동에 혈액세포의 대부분과 지방을 저장 공간인 골수를 포함한다. 뼈의 기능들은 다음과 같다.

- 몸을 지지하며 모양 유지를 위해
- 움직임을 가능하게 하게 위해
- 세밀한 몸 장기들을 보호하기 위해
- 적골수 안에 혈액 세포를 만들기 위해
- 몸의 운동을 위한 본질적인 관절을 형성하기 위해
- 근육들을 위해, 접합을 제공하기 위해, 다양한 방향으로의 움직임을 위해
- 칼슘과 인의 저장을 제공하기 위해

관절염과 류머티즘
(Arthritis and rheumatism)

증상과 원인

통풍, 좌골신경통, 골관절염, 류머티스성 관절염 등의 관절염과 류머티즘의 여러 형태가 있다.

골관절염은 몸이 나이가 들어감에 따라 자연적으로 닳는 관절이 원인이지만 반면 류머티스성 관절염은 관절들의 손상으로 인한 공격적인 질병이 원인이다.

모든 경우 관절의 움직임은 제한되어 있고 고통이 있을 수 있다. 그리고 그것들은 또한 주기적으로 부을 수 있다. 특정 질병을 배제한 관절의 통증의 원인으로는 유전, 만성 우울증, 나이와 관련된 반복적인 자극, 음식 알레르기, 근육과 관절의 손상이나 과도 사용 등이 있다.

추천하는 에센셜 오일

샐러리 시드 관절에 젖산이 쌓인 것을 풀어주고 보디에 독을 깨끗하게 하고 피를 정화하도록 도와주는 예외적인 이뇨제 성분이 들어 있다.

프랑킨센스 만성우울증과 과거의 화나 상처치유에 도움이 된다. 문제를 가지고 있는 것이 무엇이든지 간에 걱정이 있는 사람을 도와 줄 수 있는 화해의 오일이다.

주니퍼 베리 젖산을 배출하도록 도우며 부종, 뻣뻣한 움직임이나 통증의 완화를 돕는다.

힌트

하루에 이브닝 프라임로즈 또는 보리지 오일 500mg 캡슐을 3회 섭취한다.

약초 관례

샐러리 시드(Celery seed) 전통적으로 방광과 신장이 불편할 때, 소화장애와 월경에 문제가 있을 때 광범위하게 사용한다. 영국 허브백과사전에는 특별히 류머티스성 관절염과 정신 우울증에 사용되었다는 기록이 있다.

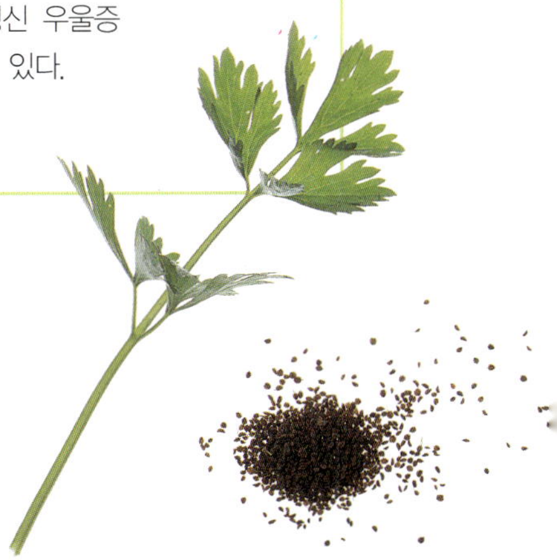

샐러리 시드
Celery Seed
Apium graveolens

상승효과를 위한 혼합액

- 샐러리 시드 2방울
- 프랑킨센스 1방울
- 주니퍼 베리 3방울

마사지 캐리어 베이스

- 선플라워 오일 30ml(1/2fl oz)
- 하이페리쿰 오일 15방울
- 님시드 오일 3방울

사용방법

- 정기적인 전신 마사지
- 관절에 무리가 없는 부드러운 마사지
- 목욕시 바스솔트로 사용
- 습포

주의: 염증 있는 관절이나 부은 곳에 절대 마사지하지 말 것. 부드럽게 마사지하기 전에 붓기를 가라앉히고 사용할 것

다른 유용한 에센셜 오일

카주풋, 로만 카모마일, 시더우드(아틀라스, 버지니아산), 사이프러스, 유칼립투스(*Eucalyptus globulus*), 진저, 라벤더, 레몬, 스페니시 마조람, 스위트 마조람, 로즈마리, 스위트 타임

근육결림과 근육통

(Muscular aches and pains)

증상과 원인

근육결림과 근육통은 사람들이 의사를 찾는 가장 큰 이유 중의 하나이다. 일반적으로, 원인들로는 근육 손상, 반복 운동과 무리한 움직임 등 다양한 범위 내에 존재한다. 최근 손상으로 인한 통증은 뾰족한 것으로 찌르는 듯한 느낌 것이다. 오래된 손상과 근육 긴장에 의한 통증은 둔한 통증일 것이다. 경직과 경련이 관절에 나타날 수도 있다.

추천하는 에센셜 오일

블랙페퍼 순환을 돕고 골격계 근육에 활력을 주는 클렌징 성질을 가지고 있으며 근육 결림이나 근육통, 근육의 경직과 사지 욱신거리고 피곤할 때 유용하다.

페퍼민트 일반적으로 손, 발이 무감각해진 것을 풀어 주고 피곤한 근육들에 냉온효과를 줄 수 있다.

로즈마리 자극적이고 용해되도록 돕기 때문에 아픈 곳이 풀리게 하는 힘이 있다.

상승효과를 위한 혼합액

- 블랙페퍼 2방울
- 페퍼민트 2방울
- 로즈마리 2방울

마사지 캐리어 베이스

- 선플라워 오일 15ml(1/2fl oz)
- 하이페리쿰 오일 15방울
- 님시드 오일 3방울

사용방법

- 정기적인 전신 마사지
- 아픈 관절을 부드럽게 마사지(직접대지는 말 것)
- 목욕시 바스솔트
- 습포

주의: 만약 근육을 부었거나 염증이 있는 경우에는 마사지를 절대 금한다. 대신 찬 압박붕대를 사용한다.

다른 유용한 에센셜 오일

안젤리카, 바질, 베르가못, 카주풋, 클로브, 코리안더, 유칼립투스(*Eucalyptus globulus*), 펜넬, 진저, 주니퍼 베리, 스위트 마조람, 스페니쉬 마조람, 라벤더(동유럽에서 기원된 것), 스위트 타임

약초 관례

페퍼민트(Peppermint) 고대 이후 일본과 중국에서 재배되었다. 이집트에서 페퍼민트를 사용한 흔적이 BC 1000년 전의 무덤에서 발견되었다.

로즈마리(Rosemary) 많은 문명들 사이에서 신성하고 충성과 기념물의 상징으로 알려져 있다. 그리스인들은 로즈마리를 재산, 시, 음악, 약의 신인 아폴로에게 바쳤다. 중세시대에는 행운의 의미로 로즈마리의 잔가지나 화환을 둘렀다.

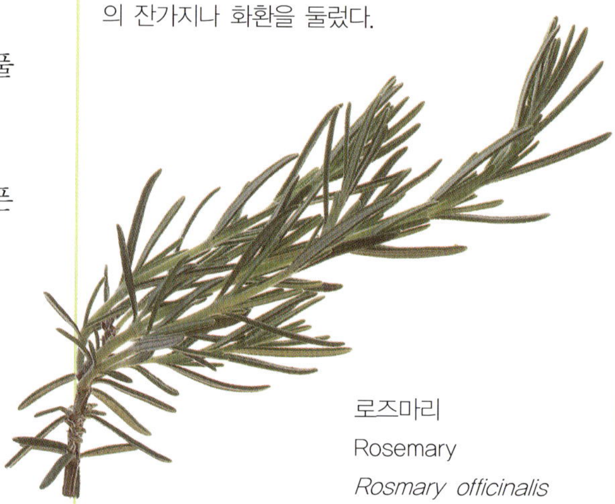

로즈마리
Rosemary
Rosmary officinalis

척추통증(Back pain)

증상과 원인

많은 것들이 척주통증의 원인이 될 수 있다. 특정 부위의 불편함이 가벼운 통증에서 심한 진통에 이르기까지 퍼질 수 있다. 그것이 한 부위에 머무를 수도 있고, 또 다리와 같은 다른 부위로까지 퍼질 수도 있다. 동작은 그 통증을 심하게 할수도 있고 또 진정시킬 수도 있다. 근육의 긴장은 일반적으로 발생하는 일이며, 결과적으로 예리하고 심한 고통을 수반하는데, 예를 들면 앞으로 숙이려 할 때, 앉으면서 몸을 돌릴 때나 혹은 차에 타려고 할 때나 내리려고 할 때 등이다.

요통은 만성적인 척주통증과도 같은 것인데, 이것은 등뼈의 아래 부분을 가로지르는 가벼운 통증이다. 이것은 아무런 뾰족한 원인이 없는데, 어쨌든, 가장 비슷한 요인이 작은 결절이 생기거나 섬유질의 응집이 형성되어서 이것이 신경 부위에 충돌하기 때문이다. 만약 그 통증이 무릎 후위, 즉 다리 뒷부분에서 발생한다면 그 척추 통증의 원인은 좌골신경통이 될 수 있으며, 여기에서 가시 모양의 돌기 척추에서나 신경뿌리에서 염증을 일으킨다.

추천하는 에센셜 오일

베이 말초신경 통증을 완화하고 근육내질이 차가울 때 따뜻하게 하는 효과가 있다.

클로브 일반 부위의 통증을 완화시킬 수 있는 말초신경의 통로에 효과가 있고 부위의 통증을 제거하게 하는 특성을 가지고 있다.

힌트

척추하부통증에는 허리의 아래 부분 전체를 엄지손가락으로 원형으로 움직이며 깊이 눌러 자극하는 것이 허리근육의 순환을 증가시키는데 도움이 되며, 딱딱해진 부위나 뭉친 부위의 딱딱함을 감소시켜준다. 이것은 섬유질의 응고를 풀어주는데 도움이 되고, 부종을 가라앉히고 허리 하부 통증을 완화시킨다.

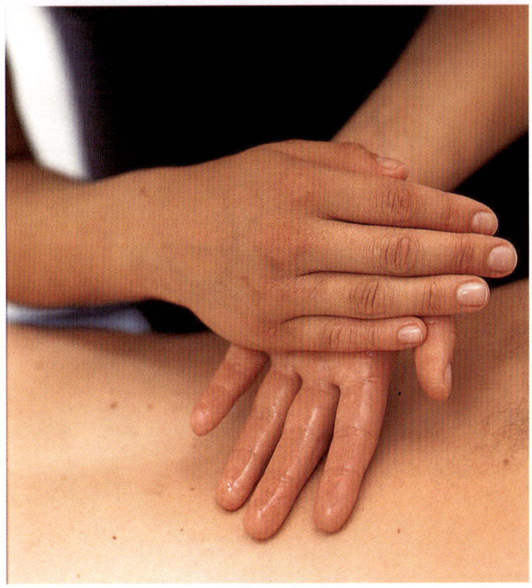

다른 유용한 에센셜 오일

카주풋, 로만 카모마일, 유칼립투스(*Eucalyptus globulus*), 진저, 라벤더, 스위트 마조람, 페퍼민트, 로즈마리

레몬 순환기 계통에 최상의 강장제이며, 몸의 불순물을 제거하고, 신경계통의 통증에 특효가 있다.

상승효과를 위한 혼합액

- 베이 2방울
- 클로브 1방울
- 레몬 2방울

마사지 캐리어 베이스

- 선플라워 오일 15ml(1/2fl oz)
- 하이페리쿰 오일 15방울

사용방법

- 정기적인 전신 마사지
- 아픈 관절을 부드럽게 마사지
- 목욕시 바스솔트
- 습포

몸을 덮고 있는 피부(p.21)는 민감한 기관이며 몸의 다른 활발한 부위와 같은데 그것은 우리의 식사와 생활 형태와 감정에 따라 반응한다. 만약 우리가 스트레스를 받게 되면 피부는 건조하게 될 수 있으면서 사별 등과 같은 심각한 감정 상태에서는 심각한 탈수현상이 올 수도 있다. 호르몬의 변화는 피부 반점이나 피부손상을 가져올 수도 있다. 흡연이나 피부 오염은 피부를 늙게 만들어 잔주름과 주름의 원인이 될 수 있다.

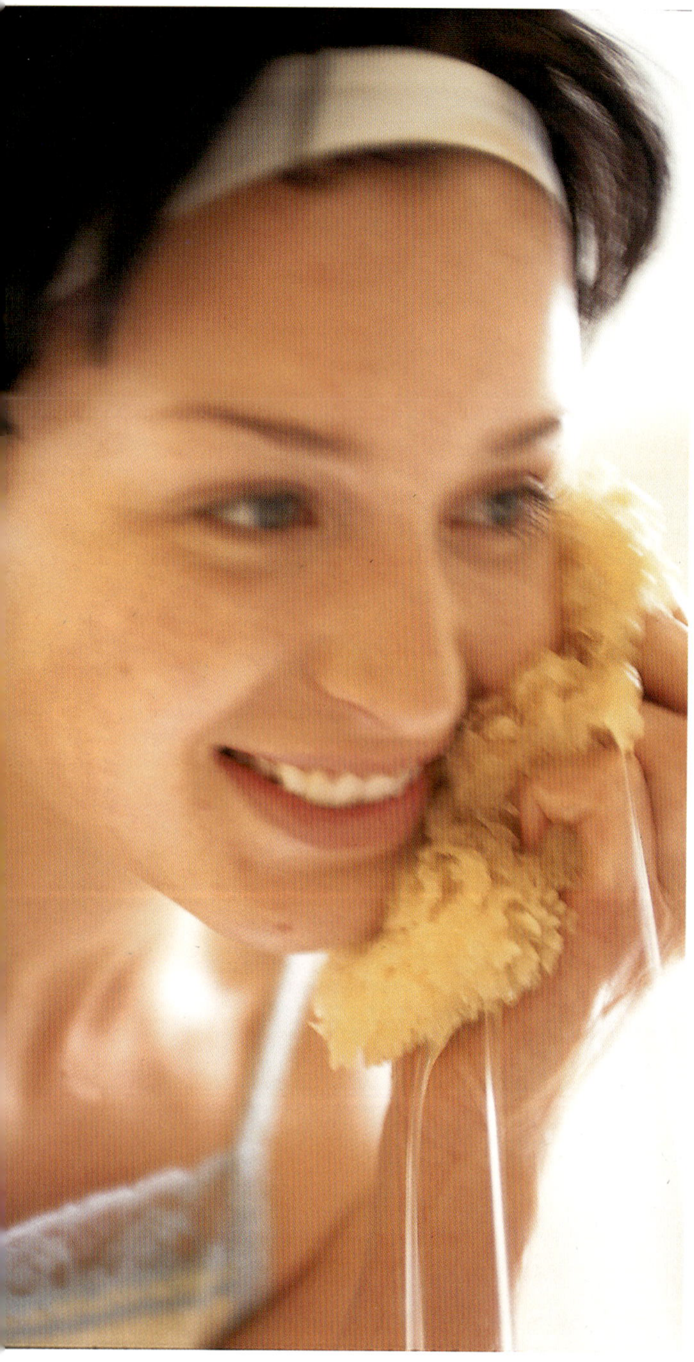

필링이나 피부 브러싱과 같은 다른 치료와 더불어 하는 아로마테라피는 피부를 유연하게 하고 젊어 보이게 하는데 도움이 된다. 이와 같은 것을 정규적으로 하는 피부 관리는 완전히 피부를 깔끔하게 하고 잃은 영양과 수분을 재생시킨다.

일상생활(daily routine)

다음의 피부 관리 일정표는 모든 피부에 적합하다.

- 얼굴을 하루에 두 번 자극을 주지 않고 산-염기 균형을 맞춘 클렌징 바(cleansing bar)로 씻어라. 이것은 피부의 산성막의 균형을 유지시키는데, 이는 피부감염을 방지하는 것을 보조하는 보호막을 지탱해 주는 피지와 분비액의 혼합물이다.
- 씻은 후에는 순수 플로랄 워터를 얼굴에 바른다. 이때 지성 피부는 카모마일, 민감한 피부는 로즈, 치료용으로는 라벤더를 사용하면 좋다. 플로랄 워터는 식물 증류법으로 생산된다. 이렇게 하면 피부는 깨끗하고 신선하고 활력을 찾게 된다.
- 코코넛 오일과 에센셜 오일, 또는 호호바(p. 128~133), 복숭아씨, 살구씨 같은 가벼운 느낌의 식물성 오일, 밀납의 복합물로 피부에 보습을 준다. 미네랄 오일들은 사용하지 않는다. 왜냐하면 이것은 피부 트러블을 유도하고 뾰루지를 생기게 해서 점이나 블랙헤드가 된다.

스팀 세안(steam cleansing)

일주일에 하루는 얼굴에 특히 블랙헤드와 점이 되기 쉬운 지성 피부나 복합성 피부에 스팀 타월이나 아로마 페이셜 사우나로 세안하면 딥 클렌징에 효과가 있는데 다음과 같은 효과가 있다.

- 모낭을 열어서, 블랙헤드나 오일기, 먼지를 더 깊이 세안하게 한다.
- 죽은 각질을 녹여서 세안할 때 제거되도록 돕는다.
- 땀샘을 도와서 그 안의 독소를 없앤다.
- 얼굴의 혈액순환을 촉진시키며 조직에 영양을 준다. 이것은 피부의 유연함을 지속시키고 얼굴 안색이 좋아지도록 한다.

얼굴 사우나(facial saunas)

따뜻한 물을 볼에 가득 채우고 타월로 머리를 올려 스티머를 쬐든지 전기 안면스티머를 사용하든지 주 1회는 에센셜 오일과 함께 얼굴을 스팀으로 클렌징한다.

수건 스팀(towel steaming)

따뜻한 물에 시너지효과가 있는 에센셜 오일들을 섞어서, 수건을 담근 후에 완전히 비틀어 짜서 그 수건을 얼굴에 덮고 편안히 쉰다. 수건으로 약 2분 정도 얼굴을 덮고 이를 반복한다. 타월로 스팀을 한 후에는 항상 얼굴을 깨끗이 씻고 관리한다.

주의: 기관지 천식환자는 안면 사우나와 타월 스팀을 금한다. 왜냐하면 수증기가 증세를 악화시킬 수 있기 때문이다.

얼굴 진흙 팩 또는 마스크 팩 하기 (clay face packs or masks)

얼굴 마스크 팩은 모든 피부에 유익하다. 그것은 표피층에 필링과 클렌저, 자극과 영양을 준다. 또 다른 이로운 점은 피부 염증을 진정시키고 불순물을 제거하며 잔주름 치료와 같은 작용을 한다. 모든 경우에 얼굴 마스크 팩은 얼굴의 피부색과 피부결을 향상시킨다.

진흙 팩은 흙 속에 수년간 보존되어 온 식물과 미네랄의 천연산물이며 빨강, 노랑, 녹색, 흰색, 흑색, 갈색이 있다. 이것 중 몇 가지는 피부에 사용하기엔 너무 건조해서 모든 피부에 사용될 수 있는 녹색 팩을 사용하는 것이 가장 좋다. 녹색 팩은 여드름 치료와 피부염 치료에 효과적이지만 성인 피부에는 부드럽다. 복합성 피부에 사용될 수도 있으며 지성 피부를 정상으로 만들고 건성피부를 활성화하는데 사용될 수 있다. 그 살균 작용은 완화제 작용을 하는데 이는 피부가 비단처럼 부드러운 느낌이 지속되게 한다.

진흙의 효과는 림프순환과 혈액순환이 증가시키고 산소를 빠르게 움직여 노폐물을 배출시킨다. 그것은 또한 칼슘, 마그네슘, 칼륨, 나트륨이 풍부하다.

에센셜 오일의 혼합을 만든다. 여기에서 한 방울을 취하여 플로랄 워터 1티 스푼과 녹색 진흙 1티 스푼을 혼합한다. 이것을 민감한 눈 주위를 피하여 깨끗한 얼굴 피부에 바르고 10분간 기다린다. 그리고 따뜻한 물로 씻어낸 후 찬물로 씻어낸다.

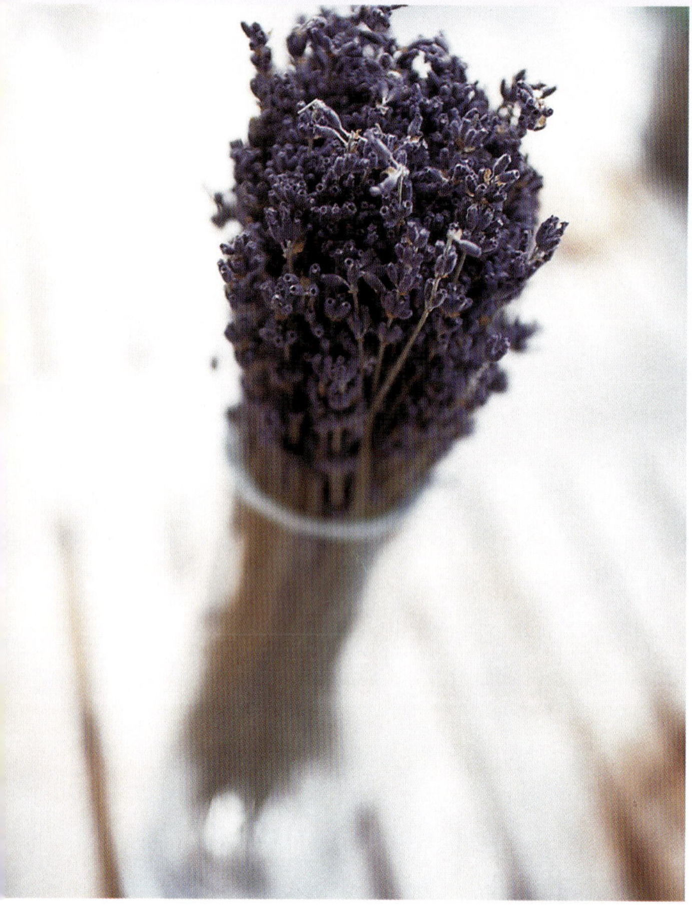

복합성 피부(Combination skin)

특징

복합성 피부는 T존 부위 인, 이마, 코, 턱 부위가 오일리하다. 눈과 볼, 목 부위의 피부는 건조할 수 있다.

추천하는 에센셜 오일

제라늄 모든 타입의 피부에 유용하다. 왜냐하면 피부의 유연성을 지속시키는 피지선에 지방을 감소시켜 피지 밸런스를 맞춰 주기 때문이다.

다른 유용한 에센셜 오일

안젤리카, 로만 카모마일, 프랑킨센스, 재스민, 팔마로사

라벤더 모든 피부 상태에 가치가 있다. 왜냐하면 새 세포의 성장을 촉진시키고 피지 밸런스 작용을 담당하기 때문이다.

일랑일랑 피지 밸런스 작용을 하는 다목적으로 사용되는 오일이다. 이는 지성피부와 건성피부 모두 효과가 있음을 의미한다.

상승효과를 위한 혼합액

- 제라늄 1방울
- 라벤더 2방울
- 일랑일랑 1방울

얼굴 캐리어 베이스

- 복숭아씨, 살구씨 오일 20ml(3/4fl oz)
- 호호바 오일 15방울
- 카멜리아 오일 5방울

사용방법

- 얼굴 스팀 클렌징
- 주 1회 얼굴에 진흙 팩

힌트

작은 볼에 따뜻한 물을 넣고 소다 탄산수소염 1티스푼과 시너지 혼합액 2방울을 넣어라. 이렇게 하면 얼굴의 T존 부위의 불순물을 빼내준다. 그렇다고 건조한 부위를 더 건조하게 만들지는 않는다.

노화 피부(Mature skin)

특징

피부는 나이 들수록 탄력이 감소되고 주름과 잔주름이 나타나기 시작한다. 에센셜 오일은 피부가 젊어지는 것을 도와주고, 성인 피부에 활력을 준다. 어떤 에센셜 오일은 새 피부 세포를 재생시키도록 돕기 때문이다.

추천하는 에센셜 오일

캐롯 시드 얼굴 안색을 좋게 하고, 적혈구 세포 효과를 강화시키고 피부 톤과 탄력을 준다. 그것은 얼굴을 젊게 하고 피부의 얼룩들을 제거한다고 알려져 있다.

프랑킨센스 노화피부에 생기를 주며 세포를 다시 회복시켜 준다.

갈바니움 성인 피부 부드럽게 한다.

상승효과를 위한 혼합액

- 캐롯 시드 1방울
- 프랑킨센스 1방울
- 갈바니움 1방울

얼굴 캐리어 베이스

- 복숭아씨, 살구씨 오일 20ml(3/4fl oz)
- 캐롯 오일 15방울
- 로즈 오일 5방울

사용방법

- 얼굴 스팀 클렌징
- 주 1회 얼굴에 진흙 팩

다른 유용한 에센셜 오일

로즈 오토, 샌달우드

다른 유용한 캐리어 오일

아보카도, 보리지, 카멜리아, 마카다미아

노화 피부를 위한 얼굴 진흙 팩 조리법

- 녹색 진흙 5g(3/4fl oz)
- 복숭아씨, 살구씨 오일 20ml(3/4fl oz)
- 캐롯 오일 2방울
- 로즈 오일 1방울
- 시너지 블랜드 1방울 에센셜 오일

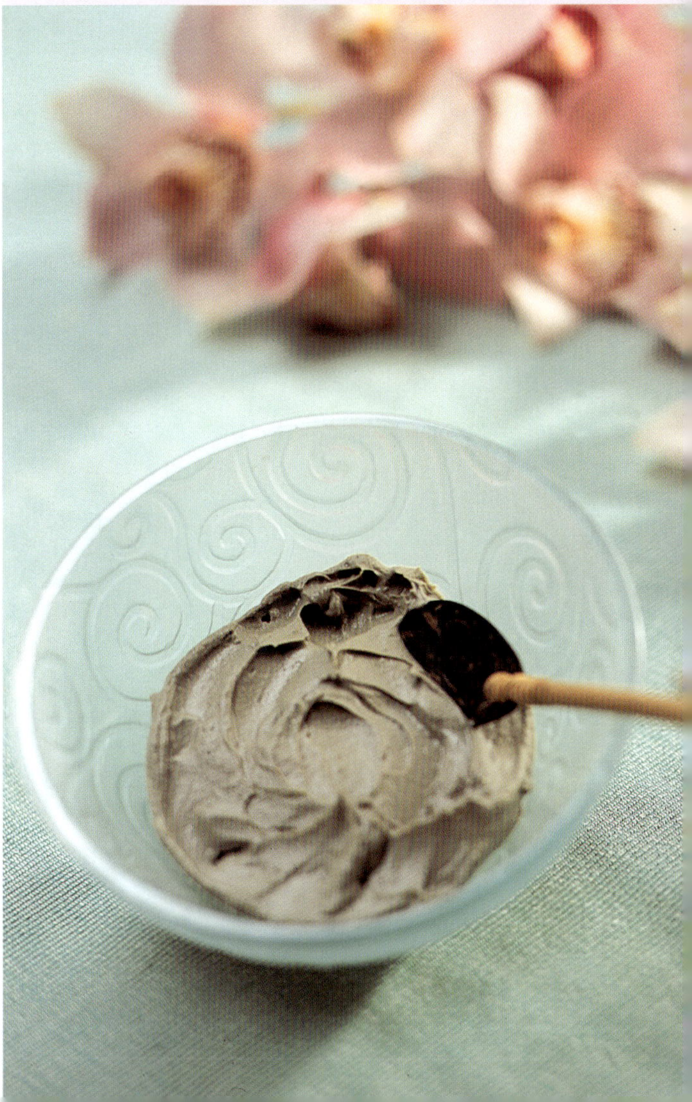

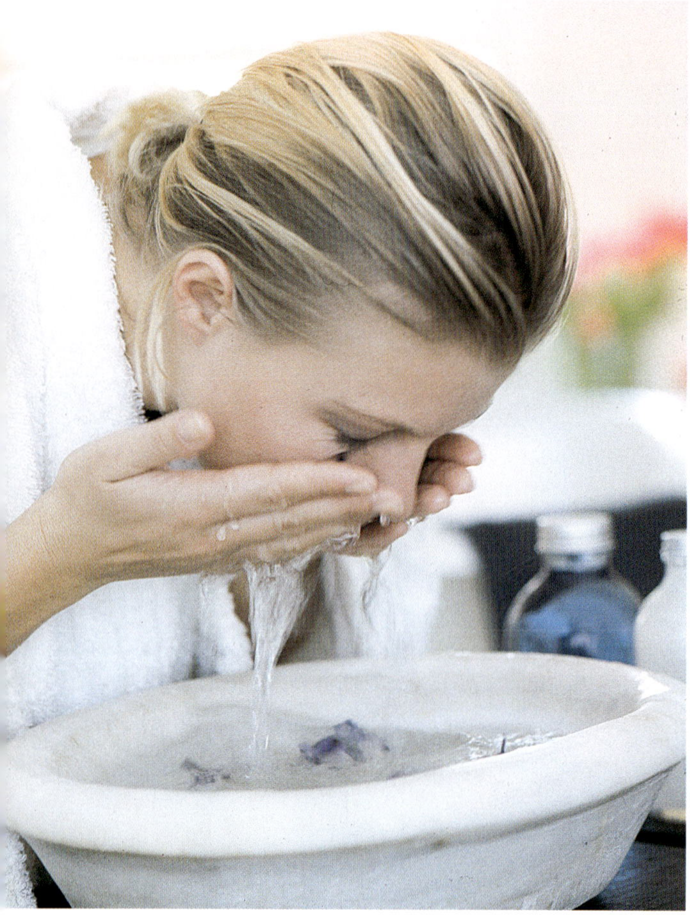

민감성 피부(Sensitive skin)

특징

민감성 피부는 향, 라놀린, 미네랄 오일, 비누와 같은 합성 성분이 들어가 있는 제품은 피해야 한다. 민감성 피부에는 두 가지 타입이 있다. 첫째 타입은 붉은 옴에 걸린 자국이나 물집이 생기는 알레르기 피부염이다. 그 자국은 그 물질이 닿는 부위에 감염되는데 접촉 후 2~3시간이나 혹은 2일 후 쯤에 증상이 나타난다.

민감성 피부의 두 번째 타입은 피부가 붉고 가려움이 일어나는 부위가 부어오르는 두드러기이다. 이것은 어떤 약물이나 화학물질, 식물의 접촉이나 곤충에 물리거나 식품을 먹었을 때는 2~3분이나 30분 혹은 한 시간 후에 나타난다.

다른 유용한 에센셜 오일

제라늄, 트루 멜리사, 네롤리, 팔마로사, 로즈 오토, 샌달우드

민감성 피부를 가진 사람은 지성피부나 건성피부에 많으며 그 피부에 적당한 제품을 선택해야 하는데 순수하고 자연적이며 안전한 것이어야 한다.

추천하는 에센셜 오일

재스민 건성피부와 민감성 피부에 특별히 효과가 좋은 향이며 강장제이다.

라벤더 모든 피부에 균형을 맞춰주는 효과 있는 오일이다.

만다린 민감한 피부에 매우 좋은 부드러운 오일이다.

상승효과를 위한 혼합액

- 재스민 1방울
- 라벤더 2방울
- 만다린 1방울

얼굴 캐리어 베이스

- 선플라워 오일 20ml(3/4fl oz)
- 캐롯 오일 15방울
- 이브닝 프라임로즈 오일 5방울

사용방법

- 얼굴 스팀 클렌징
- 주 1회 얼굴에 진흙 팩

다른 유용한 캐리어 오일

카멜리아, 호호바

건성 피부(Dry skin)

특징

건성피부는 흔한 나타나는 문제이며 실제로는 수분 섭취의 부족이 원인이 될 수 있다. 다른 원인은 탈수 현상이나 지방부족이지만 에센셜 오일은 몸의 지방 공급을 원활히 할 것이다.

추천하는 에센셜 오일

벤조인 탄력을 더 줘서 건성피부나 긁힌 부위에 특히 좋다.

파출리 피부 세포의 재성장을 촉진하기 때문에 건성 피부에 좋다.

샌달우드 일반적으로 발란싱 오일이다. 탈수 피부나 노화피부 건성피부에 특히 좋다.

상승효과를 위한 혼합액

- 벤조인 1방울
- 파출리 2방울
- 샌달우드 1방울

얼굴 캐리어 베이스

- 스위트 아몬드 오일 20ml(3/4fl oz)
- 아보카도 오일 15방울
- 윗점 오일 5방울

다른 유용한 에센셜 오일

로만 카모마일, 라벤더, 네롤리, 로즈 오토

힌트

시너지 혼합액 2방울을 사용하여 스팀 타월을 한다. 이것은 죽은 각질 세포를 부드럽게 하며 세척할 때 제거될 수 있다.

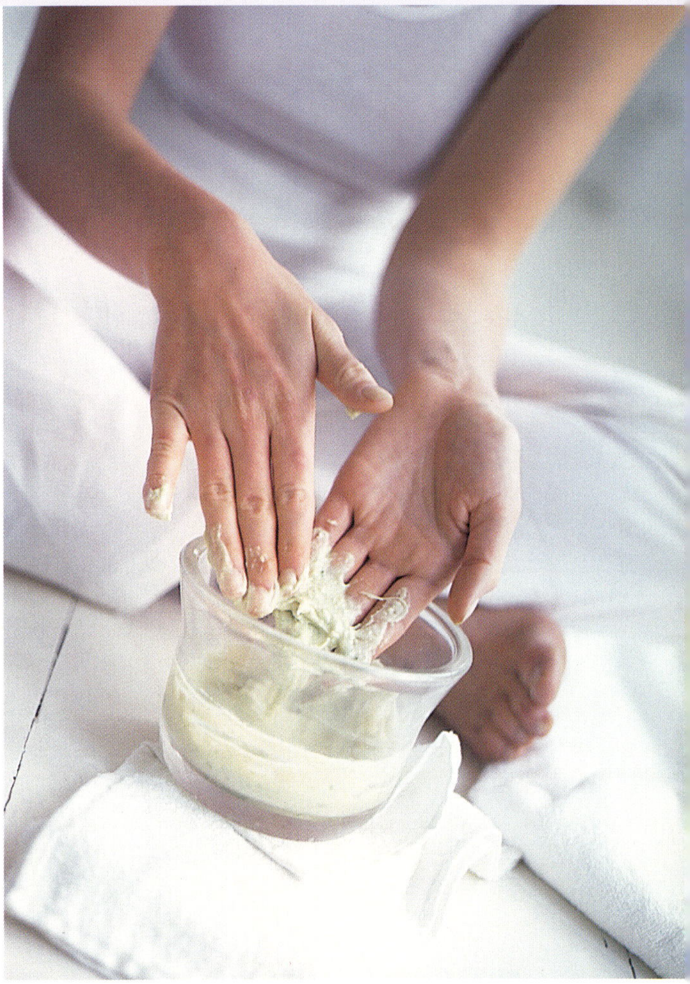

사용방법

- 얼굴 스팀 클렌징
- 주 1회 얼굴에 진흙 팩

다른 유용한 캐리어 오일

보리지, 칼렌듈라, 카멜리아, 코코넛, 이브닝 프라임 로즈, 호호바, 로즈 힙과 선플라워

지성 피부(Oily skin)

특징

피부에 과다한 지방은 피부 표면 아래 있는 미세한 피지선에 피지 과다생성의 원인이 된다. 피지는 자연적인 윤활유이다. 이것은 건강과 피부미용을 위해 모든 사람들에게 필요한 것이다. 너무 많은 피지는 지루성의 외모를 만든다. 이것은 블랙헤드나 점을 생기게도 한다. 이는 일반적으로 사춘기에 더 두드러지게 나타나는데, 피지생성이 전체적인 내분비 호르몬 시스템 활동과 연관되어 이어지는 성숙기로 전환되는 시기이다. 어쨌든 지성피부의 장기적인 이점은 건성피부보다는 피부의 노화가 훨씬 느리게 진행된다는 것이다.
아로마테라피 트리트먼트는 지성피부의 표면에서 자라는 박테리아를 없애는데 도움을 줄 수 있다. 또한 그것은 피지선의 지방 생성을 억제하거나 정상화되게 돕는다.

추천하는 에센셜 오일

주니퍼 베리 지성피부와 복합성 피부에 좋은 치료제이다. 막힌 구멍 열어주고 여드름이 쉽게 나오도록 도와주는 특성이 있다. 중요한 사실은 주니퍼 베리 오일을 사용할 때 초기에는 불순물이 모두 제거되기까지 이전보다 상태가 더 나빠질 수 있다는 것이다. 그러나 이는 호전반응으로서 그 결과는 더 깨끗한 피부와 더 후레쉬한 피부가 될 것이다.

니아울리 피부가 부어오르는 것과 화상과 곪은 곳을 치료한다. 감염된 상처를 씻어내는데 유용하다.

스위트 오렌지 좋은 토닉제이다. 이것은 피부를 새롭게 하고 손상된 모공의 독소를 제거한다.

다른 유용한 에센셜 오일

베르가못, 시더우드, 클라리 세이지, 사이프러스, 라벤더, 레몬, 라임, 팔마로사, 티트리, 베티버

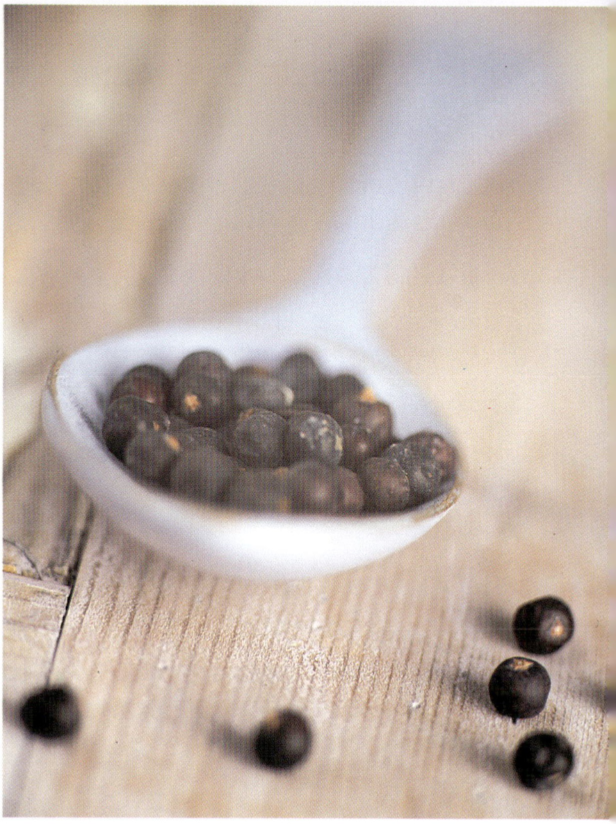

상승효과를 위한 혼합액

- 주니퍼 베리 1방울
- 니아울리 2방울
- 스위트 오렌지 1방울

얼굴 캐리어 베이스

- 호호바 오일 20ml(3/4fl oz)
- 하이페리쿰 오일 20방울

사용방법

- 주 2회 얼굴 스팀 클렌징
- 주 2회 얼굴에 진흙 팩

다른 유용한 캐리어 오일

마카미아, 선플라워

여드름(Acne)

특징

여드름의 중요한 원인 4가지가 있다. 호르몬 분비의 불균형, 독소 축적, 스트레스, 식생활. 이 모든 요인은 여드름 치료할 때 언급되어야 한다. 피부 관리 측면에서 에센셜 오일이 문제가 있는 곳에 사용될 때 다양한 방법으로 도움을 줄 수 있는 제품이다. 그것들은 항박테리아 작용을 한다. 혈액순환을 원활하게 하여 노폐물을 제거한다. 피부 깊숙이까지 깨끗하게 하여 피지선 분비작용을 균형지게 하므로 정상으로 만들어 준다.

추천하는 에센셜 오일

바질 순환을 도와 피부 톤을 맑게 해주며 막힌 모공이나 청결하게 하며 피부가 지속적으로 신선하게 느껴지게 한다.

레몬글라스 열린 모공에 유효한 오일이다. 지성피부 상태를 균형있게 한다.

니아울리 여드름이 나는 피부의 정화에 효과적이며 조직을 단단하게 하는 오일이다.

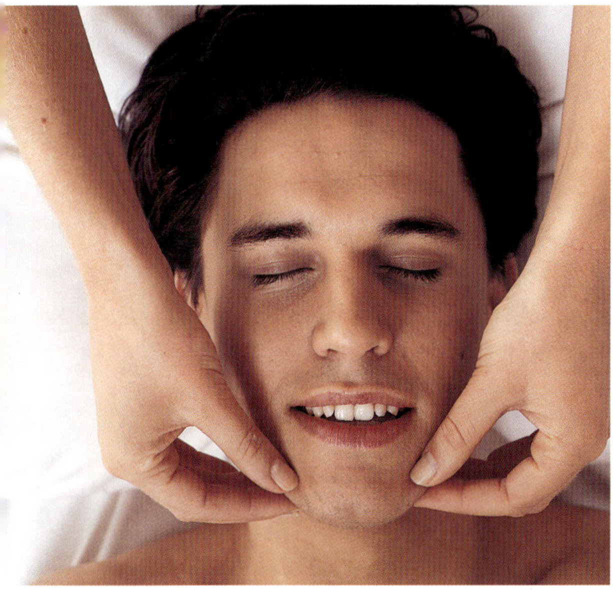

다른 유용한 에센셜 오일

카주풋, 페퍼민트, 타젯, 베티버

다른 유용한 캐리어 오일

칼렌듈라, 캐롯, 이브닝 프라임로즈, 그레이프 시드, 선플라워, 윗점

상승효과를 위한 혼합액

- 바질 1방울
- 레몬글라스 1방울
- 니아울리 1방울

얼굴 캐리어 베이스

- 호호바 오일 20ml(3/4fl oz)
- 하이페리쿰 오일 20방울

사용방법

- 얼굴 스팀 클렌징
- 주 1회 얼굴에 진흙 팩
- 상승작용의 캐리어 블랜드를 적용할 때의 테크닉. 엄지와 손가락 사이에 피부의 짤 부위를 부드럽게 턱 부위부터 피부를 가볍게 짜 준다. 이것은 볼과 이마위에서 동작을 계속함으로써 피지선이 비워지도록 돕는다. 이마의 피부는 아마 너무 딱딱하여 비틀기 어려울 것이다. 그러므로 서로 나란하게 하여 같은 방향으로 부드럽게 밀어준다.

머릿니(Head lice)

머릿니가 무엇인가?(what are head lice?)

머릿니는 모발 속에서 번식하며 두피의 피를 먹고 사는 작은 곤충이다. 그것들은 아이들에게서 가장 흔히 발견된다. 대부분의 경우, 머리에 이들이 (adult lice-다 자란 이) 기어 다니지 않는다. - 흔히 다 자란 이는 10마리도 채 되지 않는다. 완전히 자란 이는 길이가 3mm(1/8인치)이며 쉽게 볼 수 없다. 300개까지의 알(서캐)을 낳을 수 있는데, 머리카락의 밑 부분에 서식하게 된다. 부화하여 다 자라기까지 9~14일이 걸린다.

이는 날거나 뛰지 못한다. 두 개의 머리가 아주 가까이 근접해 있을 때나, 빗이나 브러시를 함께 사용할 때 이들이 이쪽에서 저쪽 머리로 옮겨 갈 수 있을 뿐이다. 일부 사람들이 가려움을 경험하게 되긴 하지만, 명백한 증상이 없는 경우가 더 많다. 서캐가 가장 많은 곳은 귀 뒤쪽과 목덜미이다. 살아 있는 이는 두피 가까운 곳 어디에서나 볼 수 있다.

빗질(Combing)

정기적으로 모발을 살피고 참빗(detector comb)으로 젖은 머리를 빗는 것이 살아 있는 이를 찾아내기에 가장 좋은 방법이다. 참빗은 가느다란 살들이 있어서 매우 작은 이들 조차도 그것들(빗살)을 통과할 수 없다. 건조한 모발 속에 있는 이들은 어떠한 장벽으로부터도 빠르게 벗어날 수 있지만, 젖은 모발 속에서는 가만히 있게 된다.

빗질을 할 때, 반드시 빗살이 모발 두피에 닿은 채로 모근에서부터 끝까지 빗어지도록 하라. 빗질을 더 쉽게 하기 위하여, 항상 'bug-buster conditioning blend'를 이용하라. 매 번 빗질을 하고난 후에는 흰 천으로 빗을 닦아야 한다.

트리트먼트 요법(treatment regime)

버그-버스터 요법은 4번의 컨디셔닝과 빗질을 2주 이상 주 2회 간격으로 지속적으로 사용할 것을 요구한다. 첫번째 사용 기간은 모든 부화한 이들을 제거한다. 그 후에는 새로 부화한 어떤 이들도 며칠 동안 움직이지 못할 것이다. 그래서 그것들은 다른 사람들에게로 옮아 갈 수 없다. 만일 다 자란 이들이 두 번째, 세 번째, 또는 네 번째 사용 기간에 발견된다면, 머리에 재전염이 된 것이며 그 요법을 다시 시작해야만 한다.

매 사용 기간마다 이 절차를 따른다.

- 눈이 잘 보호되고 있는지 확인한다.
- bug-buster conditioning blend를 준비하고 두피를 마사지한다.
- 그 혼합물을 머리에 바른 상태로 30분 또는 2시간까지 있는다.
- 비닐 모자는 흡수를 돕고 어린이가 모발을 만지는 것을 방지해 준다.
- 머리를 빗는다.
- bug-buster blend를 제거하기 위하여, 물을 타지 않은 샴푸로 먼저 마사지를 하고, 그 후에 헹구고 평소처럼 머리를 감는다.

버그-버스터 혼합액(bug-buster blend)

냄새가 없는 컨디셔너 50ml에 다음의 에센셜 오일과 캐리어 오일을 첨가한다.

- 성인: 제라늄 10방울, 라벤더 10방울, 티트리 10방울, 님시드 캐리어 오일 5방울
- 5세 이상의 어린이: 제라늄 5방울, 라벤더 4방울, 티트리 2방울, 님시드 캐리어 오일 2방울
- 2~5세의 어린이: 제라늄 1방울, 라벤더 2방울, 티트리 2방울, 님시드 캐리어 오일 1방울

주의: 2세 미만의 어린이에게는 사용을 금한다.

경미한 화상과 찰과상
(Minor burns and abrasions)

주의: 아래에 나오는 조언은 경미한 화상과 찰과상만을 위한 것이다. 만일 심한 화상이나 상처를 입게 되는 경우 에센셜 오일을 사용하기 전에 반드시 의학적 처방을 해야 한다.

열에 의한 화상과 물에 의한 화상
(burns and scalds)

피부 화상과 피부 열탕화상(1도 화상)은 집에서 치료할 수 있다. 왜냐하면 상처는 피부 살갗에만 국한되기 때문이다. 피부가 빨갛게 되거나 때로는 진물이 나오는 부분이 보이게 될 것이다. 이것은 흉터가 남지 않게 치료할 수 있다. 먼저 환부를 흐르는 찬물에 열기를 식혀 준다. 그 후에 라벤더 오일을 발라준다. 그 라벤더 오일은 통증을 가라앉게 하고 빠른 치료를 촉진시킨다. 2도 또는 3도 화상을 입게 되는 경우에는, 반드시 의학적 처방을 받아야 한다.

경미한 화상과 찰과상
(minor cuts and abrasions)

로만 카모마일, 라벤더 또는 티트리 1방울을 물에 넣고 환부를 씻어준 후 깨끗한 린트 천과 붕대로 감싸준다.

주의: 상처에 에센셜 오일 원액의 사용을 금한다.

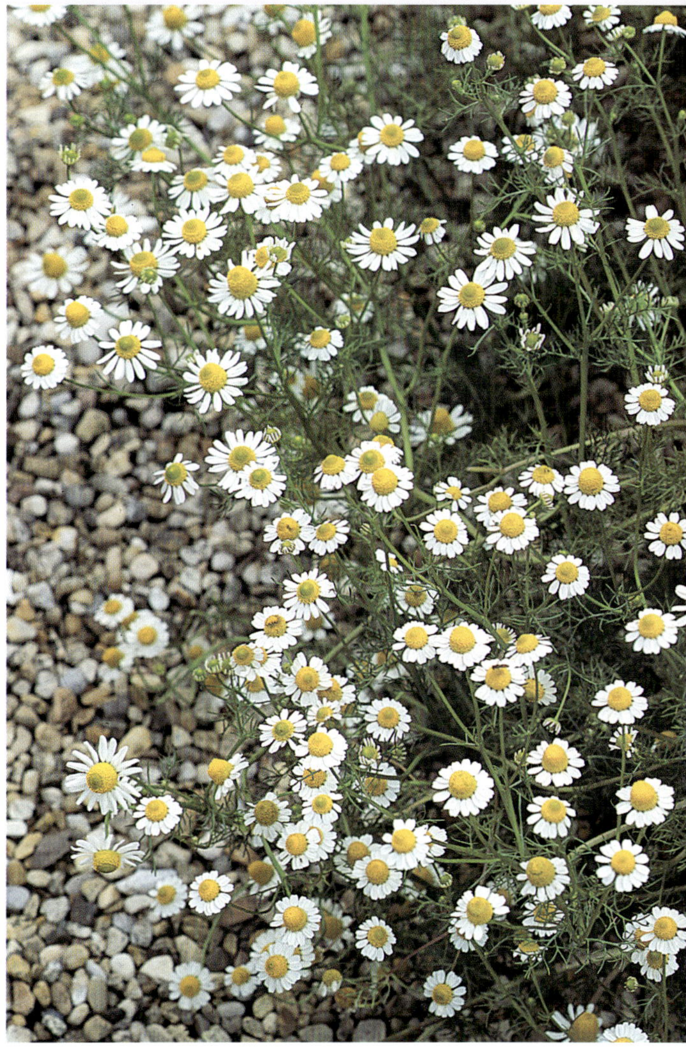

로만 카모마일
Roman camomile
chamaemelum nobile

정서와 정신적 에너지 Emotions and mental energy

아로마테라피는 단지 신체적인 병을 위해서만 이로운 것이 아니다. 그것은 또한 정서와 마음의 상태에도 도움을 줄 수 있다. 신경성 두통, 불안, 스트레스(종종 신체적 질병의 원인 중 하나)와 같은 그러한 상태가 에센셜 오일의 적절한 사용으로 완화될 수 있다.
또한 아로마테라피는 삶에 대한 긍정적인 태도를 증진시키는 것에도 도움이 되는데, 삶에 대한 긍정적인 태도는 건강 전반과 웰빙(well-being)에도 매우 중요한 것이다.

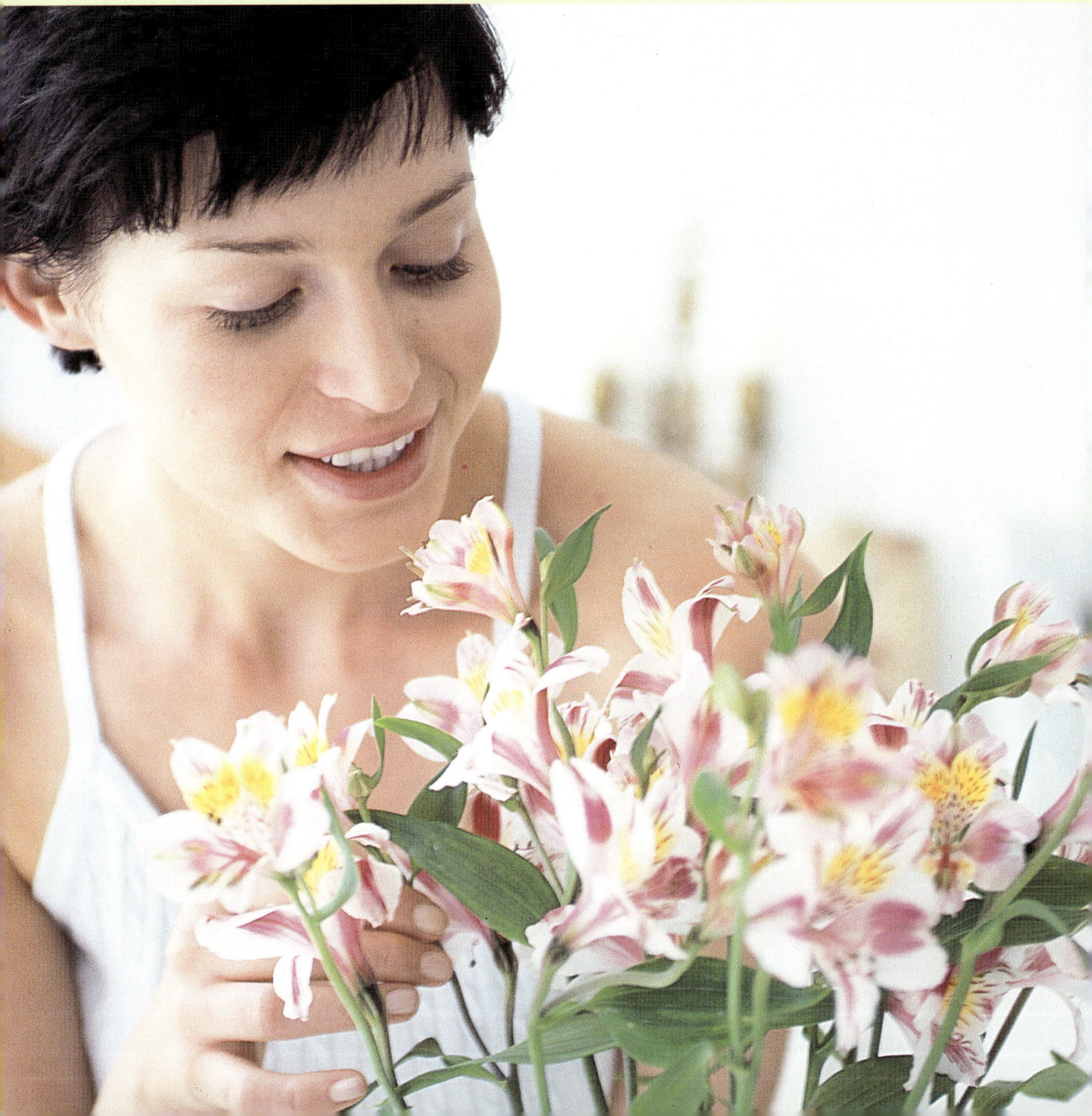

이제, 뇌 속에 들어 있는 화학물질이 뇌 속에 있는 수용체뿐만 아니라 면역체계, 신경계 그리고 호르몬계 속에 있는 수용체와 함께 끊임없이 순환한다는 것이 인식되고 있다. 마음과 몸을 생리학적으로 분리한다는 것은 불가능하다. 튼튼한 체질과 삶에 대한 긍정적인 시야는 모두 좋은 건강을 증진시키는 것에 도움이 된다.

강한 정신 자세를 가지고 있으면, 사람이 자기 몸속에 있는 질병을 치료하는 것조차도 가능하다. 예를 들면, 스트레스와 감정적 요소들은 암의 발생에 있어서 이제 중요하게 인식되고 있다. 사람들이 삶의 이러한 측면들을 본격적으로 다룸으로써 자기 자신의 암을 치료할 수 있다고 알려져 왔다. 암에 대한 태도들이 보다 긍정적으로 바뀌었다. 암으로 고통받고 있는 사람들은 병과 투쟁할 정신을 갖게 되었고, 늘 하기를 원했으나 할 시간이 없었던 것들을 이제 하게 되었다. 명상을 하고, 웃고, 자기 자신에 대해 보다 더 긍정적으로 생각하고, 자신의 문제들을 받아들이고, 일의 우선순위를 정하고 그리고 더 중요한 것은 우선순위에 따라 행동하라고 그들에게 조언을 한다. 이러한 접근은 몇몇 매우 좋은 결과를 가져왔다.

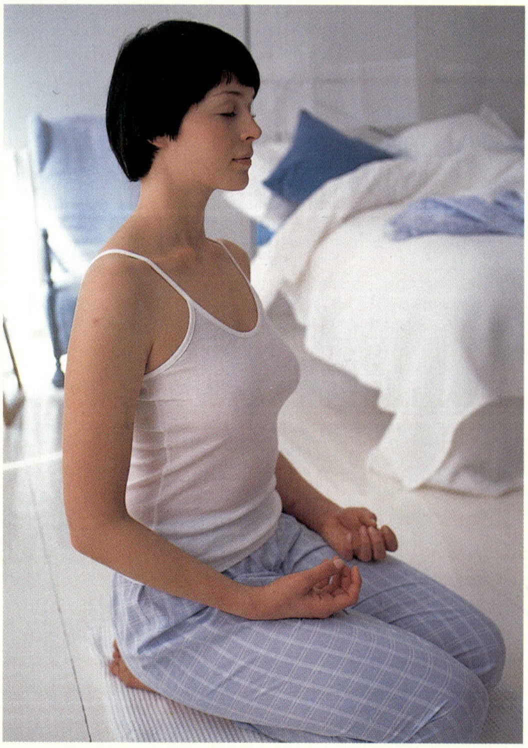

아로마테라피가 주는 혜택 (benefits of aromatherapy)

아로마테라피는 −마사지 자극과 에센셜 오일의 향기− 스트레스와 감정을 위해 이용할 수 있는 가장 좋은 치료법 중의 하나이다. 에센셜 오일의 특성 성분은 우리의 마음속 기분을 풀어주고 우리의 마음을 열어준다. 항우울제로 여겨지는 아주 많은 에센셜 오일(라벤더, 제라늄, 네롤리, 일랑일랑 그리고 장미와 같은)이 여름 꽃들로 만든 제품이라는 것은 우연이 아니다. 이 꽃들은 따뜻하고 햇볕이 나는 날들과 행복한 연상을 자아낸다.

마사지 자극은 피곤한 근육을 이완시켜 주고, 당신이 가장 좋아하는 오일의 즐거운 사용과 함께 편안한 기분을 갖게 해줄 것이다. 이것은 긴장, 불안 그리고 스트레스를 완화시키는 것을 돕고 차분함과 평안을 가져온다.

아로마테라피는 보조요법(supportive therapy)인데, 이것은 사람들이 어떤 유형의 질병에 대처하는 것을 돕는다. 그것은 스트레스의 신체적 증상을 치료하는 것에 매우 유용하다. 이완을 촉진하는 냄새와 마사지를 받는 것은, 장기들이 효과적으로 기능할 수 있도록 뇌가 신체의 균형을 유지하는 것을 도와준다. 당신이 좋아하는 냄새의 에센셜 오일을 꼭 선택해야 한다. 그렇지 않으면 당신은 그것으로부터 어떤 혜택도 받지 못할 것이다.

심계항진(가슴 두근거림)과 패닉(공황) 발작

(Palpitations and panic attacks)

증상과 원인

심계항진(가슴 두근거림)과 패닉(공황) 발작은 빠르고, 강한 또는 불규칙한 심장박동을 일으킬 수 있다. 가능한 원인은 스트레스나 흥분제(카페인이나 니코틴)의 과용이다. 이것들은 근본적인 심장 장애의 징후일 수도 있으며, 정기적으로 일어나면 의사의 검진을 받아야 한다.

추천하는 에센셜 오일

라벤더 정신을 정결하게 하고 마음을 진정시킨다. 화와 피로를 경감시키고, 삶에 대해서 보다 차분하게 해준다.

트루 멜리사 과민 상태를 잘 처리하여 감정을 가라앉히면서도 상승시켜 주는 효과를 지니고 있다. 이것은 쌓인 감정적 응어리(emotional blocks)를 없애주며 패닉과 히스테리가 나타나는 경우에 진정시켜 준다고 한다.

로즈 오토 특히, 우울, 슬픔 그리고 사별과 같은 감정을 진정시키는 효과가 있다. 그것은 마음을 가볍게 해주고 신경성 긴장과 스트레스를 완화시켜 준다.

상승효과를 위한 혼합액

- 라벤더 3방울
- 트루 멜리사 1방울
- 로즈 오토 2방울

힌트

패닉 발작이 일어나는 경우 즉시 도움을 받고자 할 때 일랑일랑 1방울을 얇은 천(tissue)에 붓고 숨을 내쉬라. 그 얇은 천을 당신의 코 위에 대고 깊이 냄새를 들이마시라. 이렇게 하는 것은 당신을 완전히 편안하게 해주고 그 발작을 완화시켜 준다.

약초 관례

멜리사(Melissa) 가장 오랜 기록을 가지고 있는 약초 중의 하나이다. 그것은 불로장생의 명약으로 알려져 있고 심장과 감정의 약초 치료제로 사용되었다.

다른 유용한 에센셜 오일

네롤리, 일랑일랑

마사지 캐리어 베이스

- 스위트 아몬드 오일 15ml

사용방법

- 정기적인 전신 마사지
- 건식 흡입
- 증기 흡입
- 목욕

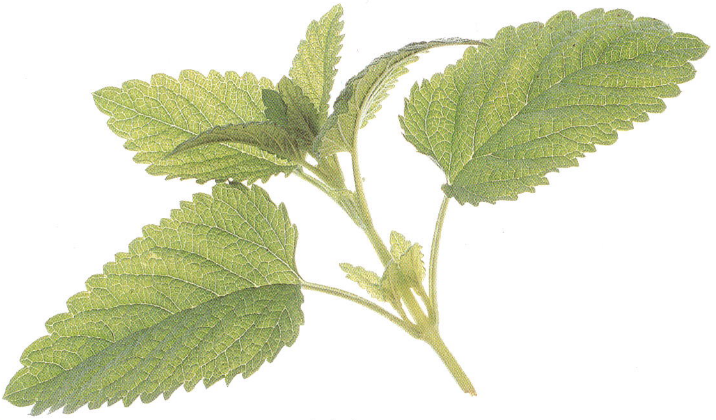

트루 멜리사
True melissa
Melissa officinalis

불안(Anxiety)

증상과 원인

가정이나 일 문제와 같은 삶의 혼란에 봉착해서 약간의 불안을 느끼는 것은 정상이다. 때때로 이러한 느낌은 유용하다. 큰 노력을 요하는 상황에 대처함에 있어서 그것이 우리에게 동기를 부여하는데 도움을 주기 때문이다. 불안이 어떤 것에 대해서 정상적으로 반응하는 것이 언제인지를 아는 것은 매우 중요하다. 예를 들면, 아이들이 집에 늦어서 돌아온다면 아이에 대해서 걱정하는 것은 정상적이다. 그러나 아이가 보이지 않을 때마다 불안을 느끼는 것은 정상이 아니다.

불안은 그것이 과도할 때만이 문제가 되는 것이다. 상황에 대한 반응이 전혀 균형을 이루지 못할 때, 또는 어떤 대상, 그에 대한 외적인 이유도 없는 상황에서 불안을 겪게 될 때이다. 비정상적인 불안은 근육피로, 소화불량, 두통 그리고 편두통, 알레르기, 불면증 그리고 심장병과 같은 많은 신체적 증상을 초래할 수 있다. 또한 그것은 많은 다른 질병에도 영향을 주는 요소이다.

추천하는 에센셜 오일

메이 창 기를 높여 주고, 밝은 시야를 만들어 준다.

페티그레인 화와 패닉을 가라앉히고 감정을 진정시킨다.

다른 유용한 에센셜 오일

바질, 베르가못, 클라리 세이지, 프랑킨센스, 그레이프푸르트, 라벤더, 트루 멜리사, 네롤리, 비터 오렌지, 파출리, 로즈 오토

일랑일랑 아드레날린의 흐름을 가라앉히고 신경계를 이완시킨다. 그것은 화, 충격, 패닉 그리고 두려움을 완화시킨다.

상승효과를 위한 혼합액

- 메이 창 2방울
- 페티그레인 3방울
- 일랑일랑 1방울

마사지 캐리어 베이스

- 선플라워 오일 15ml

사용방법

- 정기적인 전신 마사지
- 발작의 시작을 느낄 때 건식 흡입
- 증기 흡입
- 목욕

약초 관례

메이 창(May chang) 향기가 있는 열매, 잎 그리고 꽃을 가지고 있는 아시아 지역 작은 나무에서 나오는 것이다. 그 에센셜 오일은 향긋한 열매에서 추출한 것이다. 중국인들은 그 열매를 요리하는데 사용하는데, 이것이 레몬 글라스와 매우 비슷하기 때문이다. 그것이 불치의 종양을 치료하는데 사용되어 왔다고 한다. 하지만 지금은 그 향기와 방향물질 때문에 비누, 향수, 방향제의 재료로 널리 사용된다.

힌트

불안으로 고통 받는 사람은 대개 매우 높은 성취 수준에 맞추어서 일한다. 아무도 완벽하지 않다는 것을 받아들이도록 하라. 일이 당신을 압도하고 있을 때, 잠시 동안 물러서라. 그리고 당신 자신과 세상에게 웃는 것을 배우라. 다른 사람들이 당신에 대해 생각하는 것은 중요하지 않고, 당신이 당신 자신을 생각하는 것이 중요하다. 날마다 아로마 목욕을 하고 정기적으로 전인적인 치료를 위하여 직업적인 치료 전문가를 방문하라.

스트레스(Stress)

증상과 원인

자신을 지나치게 압박할 때, 스트레스의 처음 징조는 피로이다. 그 후에도 몸이 쉬고자 하는 것에 반해 계속 일하게 되면, 정신적, 신체적 건강 모두에 이상이 생기기 시작한다. 처음 조짐들을 무시함으로써 불안, 우울, 가슴 두근거림, 패닉 발작, 근육통 그리고 통증들이 생기기 시작한다. 결국 우리는 우리에게 부과되는 과도한 요구들을 대처할 수 없는 단계에 이르게 된다.

추천하는 에센셜 오일

팬넬 고통 중에 있을 때 힘과 용기를 준다.

제라늄 신경계에 강장제 역할을 하여 불안과 우울을 가라앉힌다.

그레이프푸르트 전체적으로 균형을 이루게 하고, 기운을 북돋우며, 생기 있게 하는 특징이 있어서 스트레스를 받을 때에 매우 귀하다.

상승효과를 위한 혼합액

- 펜넬 1방울
- 제라늄 3방울
- 그레이프푸르트 2방울

마사지 캐리어 베이스

- 선플라워 오일 15ml

다른 유용한 에센셜 오일

바질, 베이, 베르가못, 카다멈, 카다멈 리프, 시트로넬라, 클라리 세이지, 프랑킨센스, 진저, 라벤더, 레몬글라스, 블랙페퍼, 페퍼민트, 페티그레인, 로즈 오토, 로즈마리, 일랑일랑

약초 관례

제라늄(Geranium) 호르몬과 감정을 조절하는 탁월한 능력을 가지고 있어서 마음과 몸의 균형을 이루게 해주는 것으로 생각된다. 재배종은 700종이 넘지만 대개 관상용이다. 오일을 생산하는 품종은 *Pelargonium graveolens, P. odorantissimum* 그리고 *P. radens*.이다.

펜넬
Fennel
Foeniculum vulgare

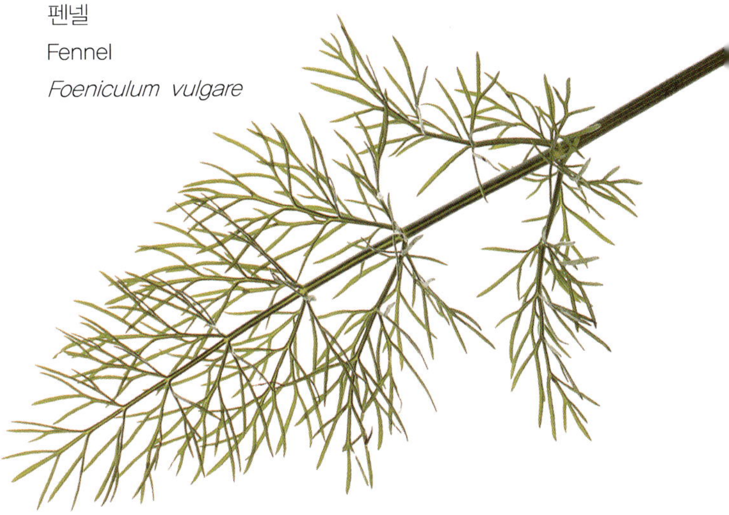

사용방법

- 정기적인 전신 마사지
- 증기 흡입
- 목욕
- 개인 향수
- 향기 거품 목욕

  향기 거품 목욕을 할 때 저녁마다 2~3분씩 할애하라. 500ml의 냄새가 없는 거품 목욕을 위해 펜넬 5방울, 제라늄 15방울, 그레이프푸르트 10방울을 넣고 혼합한다. 그 혼합액을 플라스틱 병에 넣는다. 수도꼭지가 틀어져 있는 동안 거품이 생기도록 그 혼합액을 욕조에 쏟아 넣는다. 향기 나는 양초를 방 주위에 두고, 불을 끄고, 증기를 들이마시면서 마음을 편하게 한다.

두통과 편두통(Headache and migraine)

증상과 원인

많은 유형의 두통이 있다. 두통이 머리 전체에서 느껴질 수도 있고, 또는 단지 한 부분에서만 생길 수도 있다. 때때로 그 통증은 머리의 한 부분에서 다른 부분으로 옮겨간다. 그 통증은 욱신욱신 하는 것일 수도 있고, 찌르는 것 같을 수도 있고, 겉만 아플 수 있고 또는 깊숙이 아플 수도 있다. 또한, 속이 메스껍고, 시각적, 감각적 이상과 같은 동반적 증상이 나타날 수도 있다.

원인은 스트레스, 긴장 그리고 좋지 않은 자세인데, 자세가 좋지 않으면 얼굴, 목, 두피의 근육을 죄일 수 있다. 통증을 유발하는 다른 요소들은 숙취, 불규칙한 식사, 지나친 수면, 부비강염, 치통과 머리 부상이다. 식중독, 초콜릿, 치즈와 붉은 와인은 어떤 사람들에게 반응을 일으킬 수 있다.

추천하는 에센셜 오일

베이 따뜻하며 진통제 효능을 지니고 있어서 감정에 좋다.

스위트 마조람 통증을 완화시키고 근육을 이완시키는 특성을 지니고 있다. 이것은 모세혈관을 넓혀 주어 혈액의 순환을 보다 용이하게 하여, 두통과 편두통을 위한 특별한 오일로 알려져 있다.

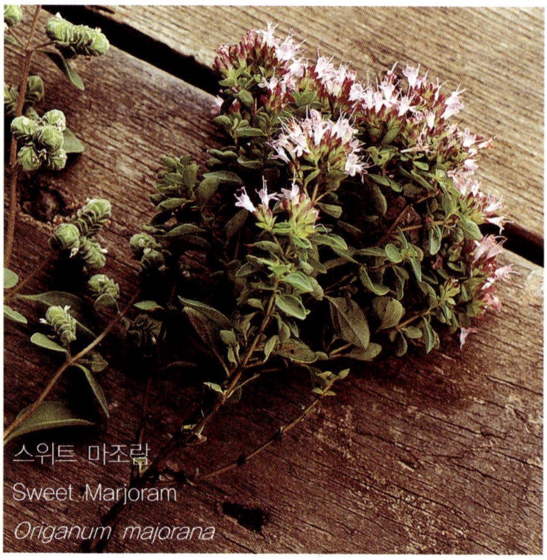
스위트 마조람
Sweet Marjoram
Origanum majorana

약초 관례

마조람(Marjoram) 식물학적 이름인 '*Origanum*'은 그리스어 'oros'와 'ganos'에서 온 것으로 '산의 즐거움'이라는 뜻이다. 이것은 그 이름에 걸맞게 신선하고, 따뜻하며 풀 모양으로 약간의 나무의 향을 지니고 있다.

페퍼민트 통증을 식혀 주고 경감시키는 작용을 하여 두통과 편두통을 완화시켜 준다.

상승효과를 위한 혼합액

- 베이 2방울
- 스위트 마조람 2방울
- 페퍼민트 2방울

마사지 캐리어 베이스

- 선플라워 오일 15ml

사용방법

- 정기적인 전신 마사지
- 뒷목 마사지
  위에 있는 상승효과를 위한 혼합액을 만들어라. 그리고 손가락 끝을 사용하여 뒷목에서부터 머리 라인 위쪽으로 순환하는 동작을 하라. 정기적으로 편두통이나 두통을 겪고 있다면 이 동작을 매일 아침과 밤에 실시하라.
- 발작이 시작되는 것이 느껴질 때 건식 흡입
- 머리를 맑게 하기 위한 증기 흡입
- 목욕

다른 유용한 에센셜 오일

로만 카모마일, 클라리 세이지, 유칼립투스(*Eucalyptus globulus*, *E. smithii*), 라벤더, 로즈마리

우울증(Depression)

증상과 원인

우울은 슬픔, 절망, 비관주의 그리고 삶에 대한 전체적인 흥미 상실과 관련되는 감정들로, 정서적 건강 상태의 위축감과 결합되어 있다. 사랑하는 사람의 죽음이나 관계성이 깨어짐과 같이 특별히 슬픈 사건 이후에 이와 같이 느껴지는 것은 당연하다. 그러나 그러한 감정들이 오랫동안 지속되고 사라지지 않을 때 그것은 만성적이 된다. 단지 하나만의 명백한 이유가 있는 것이 아니다. 바이러스 감염, 호르몬 이상, 스트레스, 출산 직후 우울, 유전 또는 생활양식이 우울을 일으킬 수도 있다.

추천하는 에센셜 오일

임모텔 두려움과 공포의 영향을 작게 하고 우울을 경감시키는데 도움을 준다.

로즈 오토 특히, 사별에 의해 생기는 슬픔을 진정시키는 효능을 가지고 있다. 이것은 기분을 상승시켜 주고, 부드럽고 애정 어린 돌봄의 감정을 갖게 해준다.

샌달우드 강박적 태도를 진정시켜서 고통스런 마음에 평온을 가져온다.

힌트

제라늄 4방울, 재스민 1방울, 베티버 방향유 1방울에 알로에 베라 겔 10ml와 함께 섞어라. 그리고 롤러-볼 탑(roller-ball top)으로 유리병에 넣어라. 그 방향유를 그 겔(gell)과 함께 섞을 때, 그것이 뿌옇게 될 것이다. 이는 정상이다. 그 병을 가지고 있다가 기분이 가라앉을 때, 꺼내서 약간의 겔을 손목 안쪽과 뒷무릎에 바르라. 이것은 당신의 정신을 긍정적으로 상승시켜 준다. 알로에 베라(aloe vera)는 이 이름의 선인장 잎에서 유래한 것이며, 자상, 염증, 화상을 위한 치료제이다. 또한 그 겔은 매우 서늘하다.

약초 관례

샌달우드(sandalwood) 요가수행자들이 명상적 상태에 들어가고 명상을 강화하기 위해서 사용하였다. 중국인들은 죽은 사람들에게 오일을 발라서 썩지 않게 하기 위하여 그것을 사용한다.

다른 유용한 에센셜 오일

바질, 베르가못, 카다멈, 시나몬, 시트로넬라, 클라리 세이지, 코리앤더, 펜넬, 프랑킨센스, 제라늄, 진저, 그레이프푸르트, 재스민, 라벤더, 레몬, 레몬글라스, 블랙페퍼, 페퍼민트, 페티그레인, 파인, 로즈마리, 베티버, 일랑일랑

상승효과를 위한 혼합액

- 임모텔 2방울
- 로즈 오토 1방울
- 샌달우드 1방울

마사지 캐리어 베이스

- 선플라워 오일 15ml

사용방법

- 정기적인 전신 마사지
- 증기 흡입
- 목욕
- 개인 향수

주의: 위의 치료는 일시적이고 경미한 우울의 경우에만 추천한다. 만일 만성적인 우울을 겪고 있다면 의사나 카운슬러로부터 전문적인 도움을 구하라.

불면증(Insomnia)

증상과 원인

불면증은 잠들기가 어렵거나 수면 상태의 지속이 힘든 것을 말한다. 이에 시달리는 사람들은 또한 한낮의 피로, 과민성, 일상생활의 어려움을 겪는다. 불면증의 원인은 하루하루 생활에 대한 염려, 또는 힘든 업무이다. 스트레스, 불안 그리고 우울 또한 불규칙한 수면 양상을 야기할 수 있다.

추천하는 에센셜 오일

그레이프푸르트 전반적으로 상승시켜 주면서도 진정시키는 특징을 가지고 있는데, 스트레스와 염려 상태에 효능이 있다.

라벤더 불면증을 효과적으로 완화시켜 주는, 가라앉히고 달래는 특성을 지니고 있다.

베티버 중추신경계의 균형을 유지시켜 주는 효능을 지니고 있으며, 보다 중심이 잡힌 기분이 스며들게 한다. 이것은 번잡한 마음을 가라앉게 해주는 오일이며, 정신적, 신체적 기진맥진한 것을 도와준다.

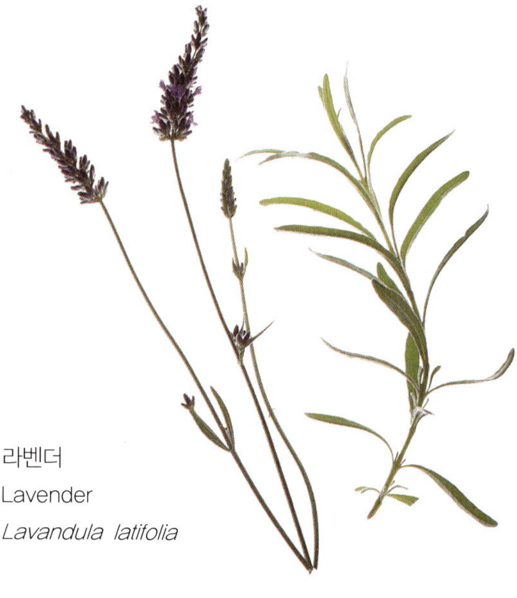

라벤더
Lavender
Lavandula latifolia

약초 관례

그레이프푸르트(Grapefruit) 당신을 내리 누를 수 있는 중압감을 극복하는 효능을 가지고 있다. 그것은 비타민 C가 풍부하고 전염병에 대한 보호 작용도 한다.

라벤더(Lavender) 신경계를 위한 강장제 역할을 하며 스트레스를 완화시켜 준다. 'lavender'라는 이름은 '씻는다'는 뜻의 라틴어 'lavare'에서 온 것인데, 이는 로마인들이 라벤더향의 물에서 목욕을 하곤 했기 때문이다.

다른 유용한 에센셜 오일

벤조인, 베르가못, 카모마일, 아틀라스 시더우드, 샐러리 시드, 클라리 세이지, 프랑킨센스, 재스민, 만다린, 스위트 마조람, 트루 멜리사, 네롤리, 페티그레인, 로즈 오토, 샌달우드, 발레리안, 일랑일랑

상승효과를 위한 혼합액

- 그레이프푸르트 2방울
- 라벤더 3방울
- 베티버 1방울

마사지 캐리어 베이스

- 선플라워 오일 15ml

사용방법

- 정기적인 전신 마사지
- 당신의 베개 위에 상승효과를 위한 혼합액 1~2방울
- 증기 흡입
- 목욕
- 개인 향수

힌트

약초 베개를 만들거나 산다. 이것은 베개를 벨 때 나오는 향을 들이마시는 동안 당신을 안정시켜서 수면에 도움이 될 것이다.

집중력 결여(Lack of concentration)

특징

때때로 특별한 것에 집중하는 것이 어렵다. 시험공부나 새로운 프로젝트를 위한 정보 수집과 같이 진행 중인 문제에 집중해야 할 때, 마음이 끊임없이 관계없는 생각으로 분산된다.

그러한 상황에서 에센셜 오일이 매우 도움이 될 수 있다. 연구 결과는 바질, 카다멈, 블랙페퍼 그리고 로즈마리와 같은 어떤 향은 뇌 속의 신진대사를 촉진하여 기민함을 증진시켜 준다는 것을 보여주고 있다.

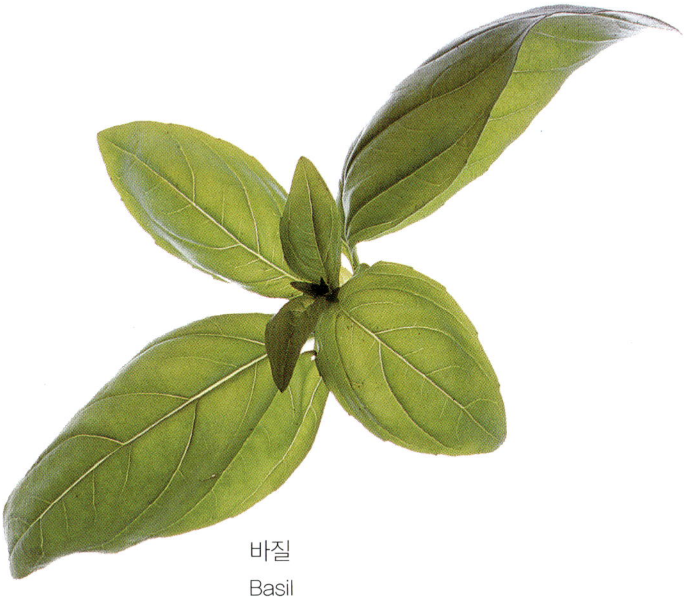

바질
Basil
Ocimum basilicum ct. *linalol*

추천하는 에센셜 오일

바질 감각을 민감하게 하고 집중력을 촉진한다.

블랙페퍼 매우 자극적이고, 마음을 강하게 해주며, 좌절이 있는 곳에 지구력을 제공해 준다.

페퍼민트 정신적 피로에 아주 좋다.

상승효과를 위한 혼합액

- 바질 3방울
- 블랙페퍼 3방울
- 페퍼민트 3방울

주의: 에센셜 오일의 이 혼합액은 밤에 잠이 오지 않을 수도 있다.

사용방법

- 상승효과를 위한 혼합액을 증발시키기
- 전기 살포기나 증발기가 없으면 그 오일을 얇은 천에 뿌려서 라디에이터 뒤에 두라.
  라디에이터에서 나오는 열기가 그 오일을 공기 중에 방사할 것이다.

약초 관례

바질(Basil) 깨끗하고 기분을 상승시켜 주는 신선하고 톡 쏘는 듯한 향을 가지고 있다. 이것은 중세시대 때 소생하였으며, 사람들은 전갈이 바질 항아리 아래에서 번식을 하며, 단지 바질 향의 냄새만 맡는 것으로 뇌 속에 전갈이 생길 것이라고 믿었다.

다른 유용한 에센셜 오일

베르가못, 카다멈, 레몬글라스, 메이 창, 비터 오렌지, 로즈마리

기억 상실(Memory loss)

특징

당신은 무언가 하기 위하여 방에 들어갔다가 그것이 무엇인지 잊은 적이 얼마나 자주였는가? 또는 정확한 사실을 기억하는 것이 아마 어려울 것이다. 이것이 흔히 있는 경험이다. 건망증은 어린이와 어른에게 똑같은 영향을 미친다. 그러므로 너무 걱정할 필요 없다. 당신의 마음에 너무 많은 것 때문에 집중하는데 생기는 착오들이 그 원인이라 할 수 있다. 뇌는 각각의 영역이 따로 따로 작동하고 있는 컴퓨터와 같다. 기억의 영역에 과부하가 걸리면 그것은 혼돈하게 된다.

추천하는 에센셜 오일

레몬 마음을 산뜻하게 하며, 또렷한 생각을 하는데 도움을 준다.

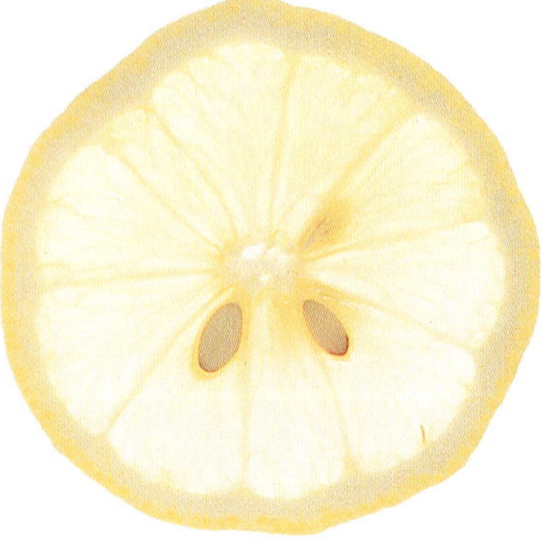

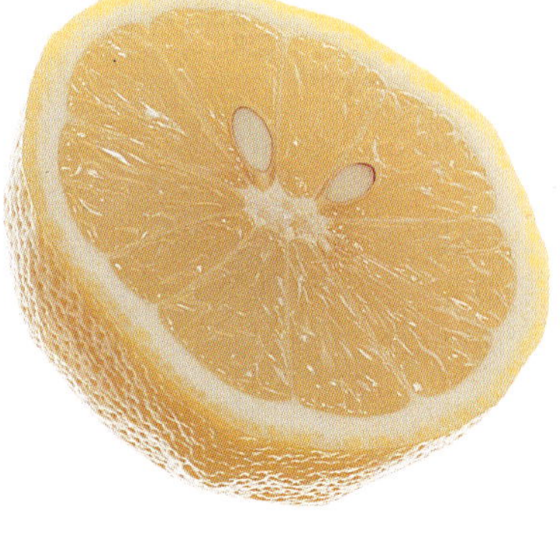

약초 관례

로즈마리(Rosemary) 신선하고, 상쾌하게 하며, 풀잎 모양이다. 이것은 감각을 회복시키는데 도움을 줄 수 있다. 피로와 쇠약과 싸울 수 있고, 가라앉은 정신을 소생시킨다.

다른 유용한 에센셜 오일

바질, 베르가못, 그레이프푸르트, 비터 오렌지, 블랙페퍼, 페퍼민트

로즈마리 뇌세포가 활발한 작용을 하고, 머리를 맑게 해준다.

스위트 타임 신경을 강화시켜 주고, 뇌세포를 기동시키며, 그 때문에 기억과 집중을 돕는다.

상승효과를 위한 혼합액

- 레몬 3방울
- 로즈마리 3방울
- 스위트 타임 3방울

사용방법

- 증기 흡입

힌트

당신이 만일 시험공부를 하고 있다면, 방산기로 상승효과를 위한 혼합액을 당신의 공부방에 증발시킨다. 시험을 보고 있을 때, 상승효과를 위한 혼합액을 얇은 천에 뿌리고 그것을 가지고 있는다. 시험을 보는 동안 그 천에 있는 혼합액의 냄새를 맡는다. 그 에센셜 오일은 당신이 중요한 정보를 기억해 내는데 도움을 준다.

최음성 향수는 단지 매력의 수단으로만 사용하는 것이 아니라 사용자의 기분을 더 좋게 한다. 배우자 두 사람 모두 그 육감적 향수에 개방적이고 수용적이어야만 한다. 두 사람 모두가 함께 만들고 있는 냄새를 즐기는 것이 중요하다는 것을 기억하라. 그러므로 당신이 이 향수를 혼합할 때, 당신 둘 모두가 즐길 수 있는 정유를 만들기 위하여 당신 자신뿐만 아니라 당신의 배우자를 염두에 두어라. 최음성 향수는 그 자체로는 효과가 있지 않지만, 그것들은 에로틱한 기분, 즐거운 환경과 그리고 물론, 애인과 함께 있다는 인식을 더 크게 해줄 것이다.

향수를 만드는 간단한 방법

향기로운 플로랄 워터(Aromatic floral waters)

에센셜 오일이 가미된 증류한 플로랄 워터는 아주 좋은 향수의 주성분이 되는데, 이것을 몸이나 모발 또는 방에 뿌릴 수 있다. 다음의 상승효과를 위한 혼합액을 적당한 플로랄 워터와 섞고, 분무기로 그 혼합물을 50ml 병에 넣어라. 에센셜 오일을 물에 넣을 때, 그것은 물 위에 있게 될 것이므로 사용 전에 병을 흔드는 것을 기억해야 한다.

1. 상승효과를 위한 혼합:
베르가못 3방울, 스위트 오렌지 2방울, 샌달우드 1방울
베이스: 재스민 플로랄 워터

2. 상승효과를 위한 혼합:
클라리 세이지 2방울, 라벤더 3방울, 파출리 1방울
베이스: 로즈 플로랄 워터

3. 상승효과를 위한 혼합:
레몬 2방울, 페팃그레인 2방울, 로즈마리 3방울
베이스: 네롤리 플로랄 워터

오일 베이스의 향수(oil-based perfumes)

다음의 상승효과를 위한 혼합액을 10ml의 호호바 캐리어 베이스(jojoba carrier base) 오일과 혼합하고, 그 혼합한 것을 10ml의 어두운 유리병에 넣는다. 그 향수를 몸의 맥박 지점 또는 따뜻한 곳에 사용한다: 귀 뒷부분, 목의 양 측면 부위, 손목 안쪽, 팔꿈치 접히는 부분, 무릎 뒤쪽과 발목 주위. 맥박 지점의 따뜻함이 향수를 방출해 줄 것이다.

1. 상승효과를 위한 혼합:
코리앤더 2방울, 재스민 1방울, 레몬 5방울

2. 상승효과를 위한 혼합:
라벤더 4방울, 비터 오렌지 2방울, 일랑일랑 2방울

3. 상승효과를 위한 혼합:
클라리 세이지 4방울, 프랑킨센스 2방울, 그레이프푸르트 2방울

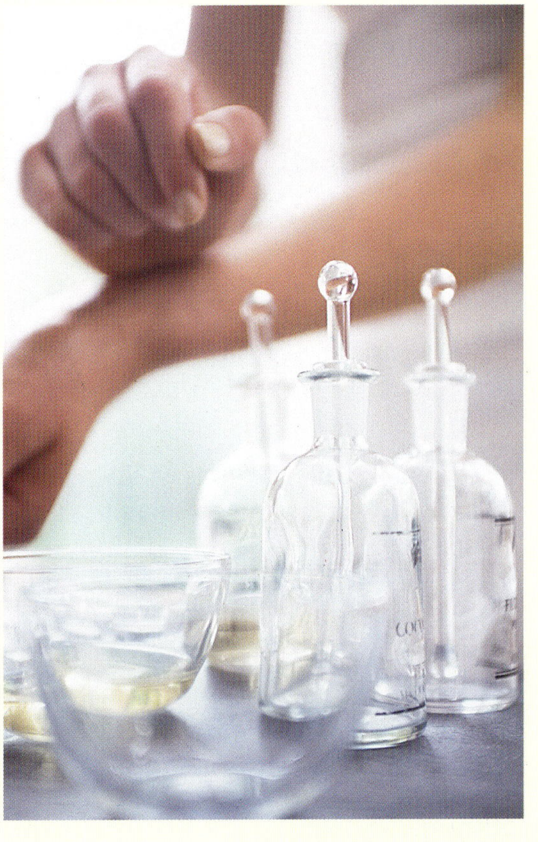

집은 자신과 가족, 기분, 그리고 느끼고 생활하는 방식을 반영해 준다. 따라서 집에 있는 아로마는 매우 중요하다. 이것은 독창적이며 집 스타일과 색을 더욱 빛나게 해준다. 그리고 아로마는 집을 방문하는 손님들에게 당신이 어떤 사람인지 알게 해주는데도 영향을 미치게 된다.

손님들이 집에 들어섰을 때 가장 먼저 느끼는 것은 자연스럽게 분위기와 주위 환경이 될 것이다. 가끔 우리는 새로운 환경을 접했을 때 특별한 이유 없이 마음이 끌리고 따뜻한 분위기를 접한 적이 있다. 그러므로 집을 디자인하고 꾸밀 때 색채, 냄새, 그리고 환경을 인식해야 한다. 사람들은 집을 통해서 당신을 판단하게 되므로 먼저 무엇을 표현할 것인지 그리고 주위 사람들에게 자신의 어떤 면을 보여주고 싶은지를 신중하게 결정해야 한다.

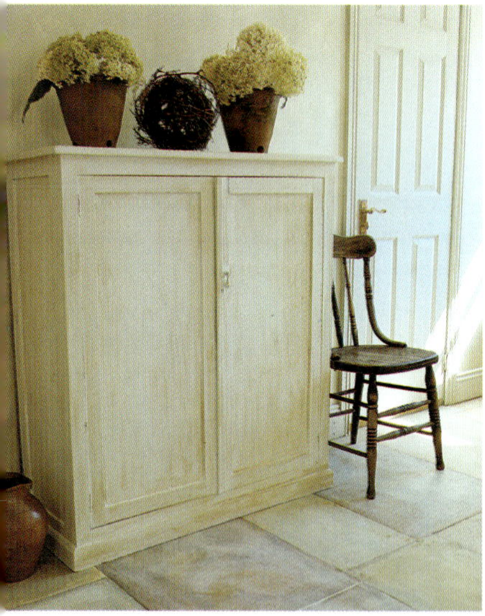

현관(Hall)

흔히 사람들은 현관을 생각하면 그저 집으로 들어가는 입구라고 생각한다. 또한 이곳은 손님들이 들어올 때 가장 처음 접하는 곳, 즉 집의 첫인상이란 것을 우리는 쉽게 잊어버린다. 기구도 없이 카펫만 있는 어둡고 썰렁한 입구는 차갑고 활기 없는 집이라는 인상을 줄 수 있다. 입구는 손님들을 환영하는 곳이어야 한다.

따라서 따뜻한 인상을 주려면 환한 색과 에센셜 오일 향으로 입구를 꾸미는 것이 적합하다. 겨울에 현관문이 열려 있을 때 그리고 밖은 차갑고 축축한 공기가 가득할 때, 따뜻한 현관 연출로 손님들은 햇빛과 감귤 향으로 산뜻한 기분을 느끼게 할 수 있다.

추천하는 에센셜 오일

에센셜 오일의 배합은 밝고 통풍이 잘되는 공기의 느낌을 주면서 살균과 냄새 제거 효과가 있다. 현관에 어울리는 향은 레몬, 라임 그리고 비터 오렌지이다.

직물과 나무 가구에 뿌리는 오일

먼저 작은 탈지면 10개에 각각 레몬, 라임, 비터 오렌지 에센셜 오일을 10방울씩 떨어뜨린 후 큰 비닐봉지에 향이 배기를 원하는 물건과 함께 밤새 넣어둔다. 위의 방법을 한 달에 한번씩 되풀이해야 향이 물건에 지속적으로 밴다.

방 스프레이

레몬, 라임, 비터 오렌지 에센셜 오일을 각 3방울씩 300ml(10fl oz) 오렌지 플로랄 워터에 섞는다. 섞은 후 깨끗한 필터가 있는 분무기에 넣는다. 매일 밤 자기 전에 방에 뿌려주고 방문을 닫아준다. 작은 물방울 오일들이 카펫에 남고 스며들어 지속적인 향과 신선한 느낌을 준다.

주의: 에센셜 오일을 방에 뿌릴 때 얼룩이 질 수도 있으므로 나무, 벨벳 그리고 실크 종류에는 피해야 한다.

주방(Kitchen)

주방은 요리, 빵굽기, 애완동물, 세탁물, 그리고 상한 야채들로 인한 수많은 냄새들이 존재한다. 이러한 주방의 냄새들을 숨기는 것보다는 깨끗하게 하고 공기와 표면을 탈취하는 에센셜 오일을 사용하는 것이 더 바람직하다.

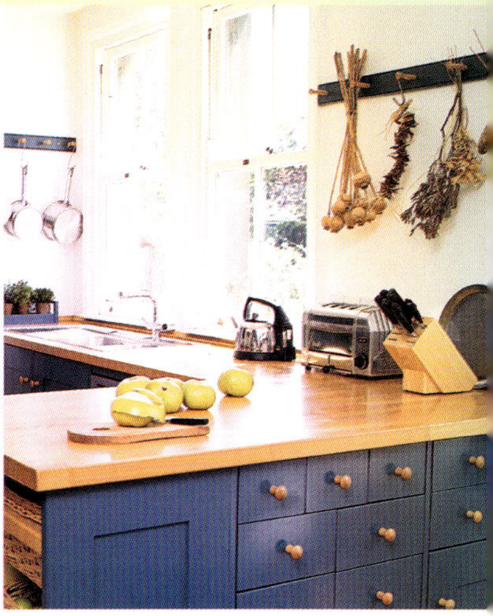

추천하는 에센셜 오일

에센셜 오일은 주방을 깨끗하게 하고, 신선한 아로마 향을 공급한다. 그리고 이러한 오일들은 시트로넬라, 엘레미, 레몬그라스, 라임, 팔마로사, 티트리와 같은 살균제의 특성도 갖고 있다. 그 밖의 다른 유용한 오일들은 그레이프프루트, 만다린, 페퍼민트, 파인, 그리고 스위트 타임이 있다.

사용방법

룸 스프레이

스프레이에 레몬글라스, 팔마로사, 그리고 티트리 에센셜 오일을 각각 3방울씩 300ml(10fl oz) 물에 섞어 사용한다.

살충제

여름철에는 시트로넬라, 레몬글라스, 페퍼민트가 4방울씩 스며들어 있는 증기 디퓨저를 사용하면 파리 퇴치에 아주 효과적인 살충제가 된다.

냉장고와 냉동실 청소

마지막으로 헹구어진 물에 레몬, 티트리, 그리고 스위트 타임 향을 한 방울씩 떨어뜨리거나 물 대신 주방 수건에 한 방울씩 떨어뜨려서 물에 담근 후 표면을 닦는다. 이러한 방법은 가전제품을 살균하고 틈 사이에 곰팡이가 생기는 것을 예방해 준다. 이러한 방법으로 냉장고와 냉동실에 냄새가 사라지는 효과를 볼 수 있다.

주방 표면을 세척하는데 상승효과가 있는 배합

다음의 성분을 혼합하여 사용하면 그 효과를 극대화 할 수 있다. 이 제품들을 혼합 후에는 반드시 어두운 유리병에 보존하여야 하며 사용시에는(주방의 표면, 식기장, 싱크대, 타일, 페인트 묻은 곳, 부엌 바닥 등 세척시) 친환경 세제를 6방울 더 섞어서 사용하여야 한다.

- 레몬 12방울
- 팔마로사 30방울
- 파인 6방울
- 스위트 타임 12방울

설거지 세제

당신은 다음과 같은 방법으로 친환경세제와 냄새가 좋은 세제를 만들 수 있다. 코코넛 오일이 첨가된 500ml(17fl oz) 식물세제에 그레이프푸르트, 레몬, 라임 등을 각 5방울을 섞고 만다린 오일 10방울을 섞어 사용한다. 위에서 말한 가공되지 않은 오일들은 아로마 성분을 가지고 있어 향상된 특성의 세제를 만들 수 있도록 도와준다.

옷 세탁과 건조

- 세탁기로 빨래를 할 때 3~5방울에 원하는 에센셜 오일을 첨가한다.
- 회전식 건조기를 사용할 때는 3~5방울에 에센셜 오일을 작은 면 손수건에 떨어뜨린 후 다른 세탁물과 건조기에 넣는다. 조금 더 산뜻한 향을 원한다면 제라늄, 그레이프푸르트 아니면 라벤더를 사용하는 것도 하나의 방법이다.
- 만약 세탁물이 담배와 다른 불쾌한 향이 난다면 클라리 세이지, 사이프러스, 파인 오일을 세탁기나 건조기에 첨가한다.

식당(Dining room)

이곳은 일반적으로 가족들이 식사를 하거나 손님들과 즐기는 곳으로 사용되고 있다. 향을 실내장식과 함께 사용한다면 식사를 하는 사람들에게 더욱 좋은 인상을 줄 수 있다. 에센셜 오일을 환경과 조화시킨다면 이벤트, 테마 저녁식사, 그리고 파티의 질을 높일 수 있다. 특정 향기와 즐거운 식사를 겸한다면 기억에 남는 유쾌한 추억을 만들 수 있을 것이다.

추천하는 에센셜 오일

향의 선택은 분위기와 그날의 상황에 달려 있다. 추천하는 향기는 다음과 같다.

사용방법

주제가 있는 식사

특별한 식사 때 다음의 혼합을 시도해 보라.

- 동양적인 분위기: 진저 5방울, 재스민 2방울, 레몬 글라스 5방울
- 인도적인 분위기: 시나몬 1방울, 코리엔더 3방울, 진저 3방울, 비터 오렌지 5방울
- 가족과의 식사: 바질 2방울, 제라늄 4방울, 로즈마리 6방울

특별한 날을 위한 향

- 아이들 생일 파티: 시더우드 2방울, 주니퍼 6방울, 레몬 4방울
- 크리스마스: 시나몬 2방울, 클로브 2방울, 만다린 4방울, 비터 오렌지 5방울
- 발렌타인 데이: 베르가못 4방울, 제라늄 5방울, 재스민 1방울, 로즈 2방울
- 부활절: 프랑킨센스 6방울, 그레이프푸르트 5방울, 파출리 1방울
- 할로윈: 시나몬 2방울, 비터 오렌지 4방울, 페티그레인 6방울

향기나는 초

초 만들기는 대중적이고 간편해서 많은 사람들이 시도 해보았을 것이다. 초 만들기 세트를 사용하면 비교적 쉽게 만들 수 있다. 만들기 세트에 나오는 방법으로 초를 만든다. 이때 원하는 향의 에센셜 오일을 녹인 왁스에 떨어뜨린다.

- 마음을 끄는 혼합은 베이, 비터 오렌지, 스위트 타임이 좋다.
- 만약 분위기가 점점 활기를 띠어서 손님들이 떠날 기미가 안 보인다면 가장 가까이 있는 초에 불을 끈 후 촛농에 라벤더 향을 3방울 떨어뜨린 후 다시 불을 켜라. 라벤더 향이 초 향과 멋진 조화를 이룰 것이고, 손님들을 진정시켜서 졸음이 오게 만들어 줄 것이다.

주의: 에센셜 오일은 가연성이 높으므로 촛불이 켜진 상태에서 오일을 뿌리면 순식간에 불길이 타오르고 화상을 입을 수도 있다. 만약 불길이 너무 세다면 심지를 다듬고 오일을 뿌려야 한다. 촛농이 고인 곳은 커야 하고 심지는 짧아야 오일향이 더 빠르고 쉽게 퍼진다.

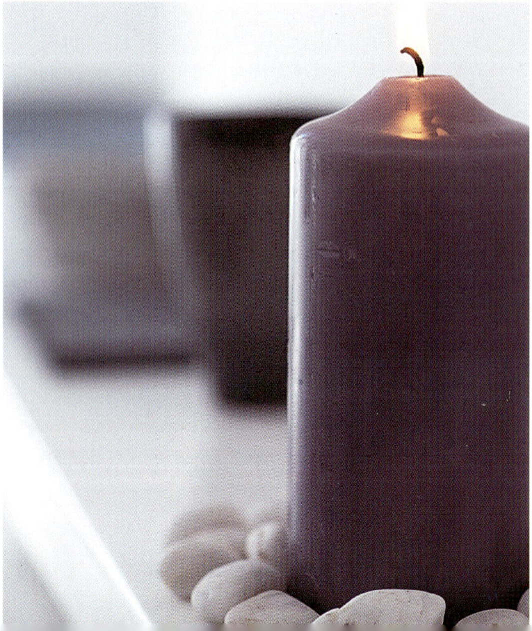

거실(Lounge)

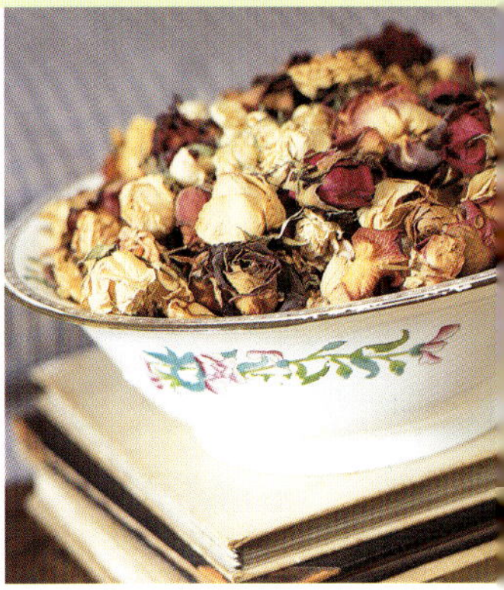

거실에는 시중에서 판매하는 인위적인 방향제나 공기 청정제를 사용하는 것보다는 에센셜 오일의 천연향을 사용하면 한결 조화된 아로마 향을 방출하여 편안하고 몸의 균형을 자극해준다. 에센셜 오일을 식물 스프레이로 사용(p.106~107)하는 것은 가구, 커튼, 카펫을 신선하게 하는 매우 효과적인 방법이다. 그러나 오일 농도로 인해 얼룩이나 녹이 발생할 수도 있으니 스프레이를 뿌릴 때 나무, 벨벳, 그리고 실크는 피해야 한다.

추천하는 에센셜 오일

베르가못, 시더우드, 클라리 세이지, 사이프러스, 엘레미, 라벤더, 레몬, 파출리, 파인, 로즈 그리고 샌달우드이다.

사용방법

카펫 청정기

이 배합은 매우 상쾌한 향이 나면서 동시에 공기 중의 미생물을 죽이며 살충효과가 있다.

- 소다 탄산수소염 225g(8oz)
- 엘레미 20방울
- 레몬글라스 10방울
- 파출리 10방울

소다 탄산수소염을 에센셜 오일 혼합물과 섞은 후 밀봉 용기에서 24시간 보관한다. 그런 다음 카펫에 뿌리고 30분 정도 후에 진공청소기를 사용한다. 아로마가 스며들어 지속적인 향을 원한다면 청소기 사용 후 바로 청소기를 비우지 말고 먼지가 꽉 찬 후 비워야 한다.

가구 광택제

- 정제되지 않은 노란 밀랍 25g(1oz)
- 테레빈 125ml(4fl oz)
- 라벤더 13방울
- 파출리 2방울

포푸리 만드는 방법

- 흰 붓꽃 가루 1테이블 스푼을 원하는 에센셜 오일 10방울과 섞는다.
- 위 오일을 300g(10oz) 포푸리 주위에 뿌린다.
- 혼합물을 밀봉된 자루에 넣고 이틀간 에센셜 오일이 포푸리에 스며들도록 잘 보관한다. 이틀 후 원하는 예쁜 그릇에 담는다.

밀랍을 비비고 냄비에 따뜻한 물과 함께 완전히 녹인다. 녹인 후 바로 불을 끄고 왁스가 굳기 전에 테레빈을 넣어 충분히 섞은 다음 에센셜 오일을 섞는다. 열이 빠진 후 밀봉된 유리 용기에 담는다. 옷에 사용할 때에는 적은 양을 사용하고 깨끗한 걸레로 닦아낸다.

주의: 냄비가 뜨거울 때 테레빈을 섞으면 가연성이 있으므로 주의해야 한다.

방 공기 청정기

주위환경을 부드럽고 따뜻하게 하기 위해서는 다음의 오일을 혼합하라.

- 로즈 플로랄 워터 300ml(10fl oz)
- 베르가못 3방울
- 클라리 세이지 5방울
- 샌달우드 2방울

신선하고 깨끗한 환경을 위해서는

- 페퍼민트 플로랄 워터 300ml(10fl oz)
- 시더우드 3방울
- 사이프러스 5방울
- 파인 2방울

포푸리

포푸리를 직접 만드는 방법은 원하는 타입에 말린 허브, 대팻밥, 말린 과일, 돌, 잎사귀, 육두구, 솔방울, 시나몬 나뭇가지, 클로브, 그리고 꽃잎을 모은다.

감귤 껍질도 아주 좋은 포푸리 재료이다. 껍질을 말리기 위해서는 감귤껍질을 키친타월로 싼 후 전자레인지에 몇 초간 둔다. 전자레인지를 사용하면 껍질이 예쁘게 말리고 바로 포푸리 재료로 사용할 수 있다.

욕실(Bathroom)

욕실은 언제나 깨끗하고 박테리아가 없어야 한다. 특히 변기가 욕실 안에 있다면 더욱 그러하다. 아래에 설명할 상승효과를 위한 혼합액은 매우 효과적인 살균제와 박테리아 퇴치 약품으로 곰팡이 퇴치용으로도 매우 효과적이다. 당신의 욕실이 깨끗하고 상쾌해졌다면, 단순한 휴식의 목적이든 더 나아가 센스를 발휘하여 에센셜 오일로 휴식을 위한 여유로운 목욕을 즐겨도 좋을 것이다.

추천하는 에센셜 오일

베르가못, 로만 카모마일, 엘레미, 재스민, 라벤더, 레몬, 라임, 니아울리, 스위트 오렌지, 티트리, 스위트 타임, 일랑일랑

사용방법

욕실 세제

- 물 300ml(10fl oz)
- 엘레미 10방울
- 레몬 10방울
- 라임 10방울
- 니아울리 10방울
- 티트리 10방울
- 스위트 타임 10방울

위의 성분을 모두 섞고 스프레이 병에다 담는다. 병을 잘 흔든 후 욕실 내부와 주위, 싱크대, 욕조, 샤워실 내부 그리고 커튼에 뿌린다. 몇 분간 방치해두고 씻어낸다. 이 방법은 타일 표면과 샤워 커튼에 있는 곰팡이 제거에 매우 효과적이다.

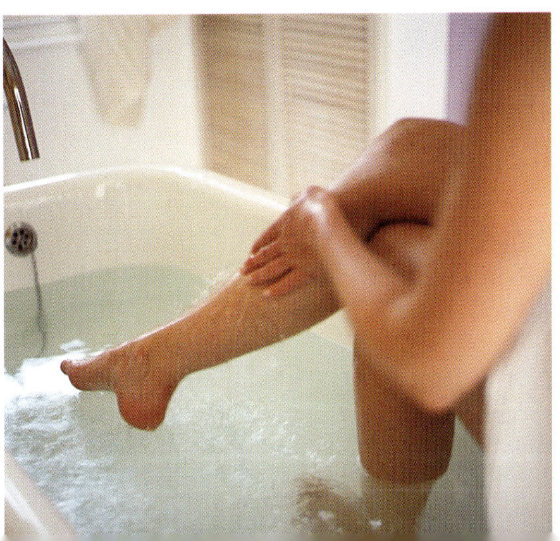

거품 목욕과 밀크 타입 목욕 오일

목욕 제품은 향이 없는 거품 목욕 제품과 밀크 타입 목욕 제품이 있다. 두 가지 모두 아로마 원료로 아주 좋은 제품을 만들 수 있다.

밀크 타입 목욕 제품은 거품이 없는 분산된 약품으로 에센셜 오일로는 거품 제품보다 더 부드러운 제품이다. 밀크 타입은 제품은 부드럽고 순해서 어린이와 아기들에게 권할만한 제품이다.

디퓨징 오일

안전을 위해 전기 디퓨져(diffuser)는 욕실에 사용하면 위험하니 뿌리는 오일 버너를 사용하거나 휴지걸이에 바로 에센셜 오일을 뿌리는 것이 효율적이다. 베르가못, 파인, 레몬 그리고 라임이 이러한 용도로 많이 사용되고 있다

목욕용 오일

밑에서 제안하는 목욕 제품을 만들 때에는 당신의 화장실 색과 매치하는 병을 사용하는 것이 장식용으로도 더 보기 좋다.

- 여유롭고 편안한 향: 500ml(17fl oz) 거품이나 밀크타입 목욕 제품을 베르가못 12방울, 로만 카모마일 16방울, 재스민 2방울과 함께 섞는다.
- 감각적인 향: 500ml(17fl oz) 거품이나 밀크타입 목욕 제품을 라벤더 15방울, 오렌지 향 10방울, 일랑일랑 5방울과 함께 섞는다.

침실(Bedroom)

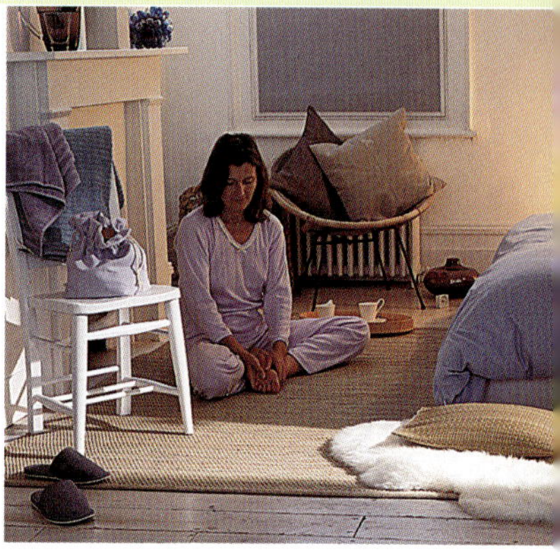

침실은 일반적으로 평화, 휴식, 고요함, 그리고 로맨스를 연상시키게 한다. 이곳은 부드러움, 밝은 색상, 꽃 그리고 향기로운 쿠션으로 가득할 수 있다. 이러한 편안한 환경을 연출하는 에센셜 오일로 클라리 세이지, 재스민, 로즈, 일랑일랑이 효과적이다. 이 배합은 실내 스프레이로 사용되며 정기적으로 방에 뿌리면 된다.

추천하는 에센셜 오일

베르가못, 로만 카모마일, 클라리 세이지, 재스민, 라벤더, 네롤리 그리고 샌달우드이다.

사용방법

방향성 쿠션

침대에 놓을 쿠션은 마른 허브와 즐겨 사용하는 에센셜 오일을 가득 채워야 한다. 먼저 원하는 크기에 천의 3면을 꿰맨 후 식물성 오일이 첨가된 허브를 채워 넣고 마지막 남은 면을 꿰맨다. 이 쿠션을 푹신한 또 다른 쿠션 안에 넣으면 더욱 안락한 쿠션으로 사용할 수 있다. 마지막으로 완성된 쿠션을 예쁜 커버로 씌운 후 침대에 놓는다. 이 쿠션을 사용할 때마다 우리는 허브와 자연의 냄새를 맡을 수 있으며, 시간이 지난 후 냄새가 사라진다면 허브에 원하는 에센셜 오일을 더 첨가하면 된다.

이불과 베갯잇

이불과 베갯잇이 세탁물 건조 선반에 있을 때 우리는 에센셜 오일을 첨가할 수 있다. 원하는 향을 고른 후 이 오일을 원하는 만큼 가늘고 긴 천에 뿌린다. 그리고 이 천을 이불과 베갯잇 사이에 놓는다. 그러면 천에서 흘러나오는 아로마 향이 이불과 베갯잇에 자연스럽게 배어나올 것이다.

옷과 신발을 깨끗이 보존하는 법

옷을 깨끗하고 좀나방으로부터 보존하는 방법은 탈지면에 시트로넬라 2방울, 라벤더 3방울, 그리고 레몬 2방울을 첨가한 후 이것을 옷걸이에 연결하여 사용하거나 서랍에 넣을 옷 사이에 넣어둔다. 위와 같은 방법으로 에센셜 오일이 첨가된 키친타월을 서랍 밑에 넣어두어도 된다.

악취가 나는 신발은 레몬이 첨가된 탈지면을 신발 안에 하룻밤 넣어둔다. 이러한 방법은 신발을 깨끗이 하고 악취 제거에 매우 효과적이다.

침실을 위해 상승효과가 있는 배합

향기로운 쿠션과 이불과 베갯잇은 침실 스프레이로도 사용될 수 있다(p.106~107).

- 안락한 수면: 로만 카모마일 3방울, 라벤더 3방울, 네롤리 2방울, 샌달우드 1방울
- 로맨스: 베르가못 3방울, 클라리 세이지 6방울, 재스민 1방울

아이들 침실

아이들 침실은 말 그대로 아이들의 공간이다. 그러므로 우리가 원하는 스타일로 꾸밀 수 없는 것이다. 이 침실은 아이들 각자의 성격을 나타내야 하므로 어른들은 아이들이 원하는 디자인과 스타일에 관심을 가져야 한다. 이것은 아이들이 스스로 자신의 방을 깨끗하고 단정하게 하고 자부심을 가질 수 있도록 도와준다. 향기는 우리 삶 속에 매우 중요한 요소이다. 또한 우리 모두는 아이들이 안정감과 행복을 느끼길 원한다. 아로마 향을 아이들 침실에 사용하는 것은 감정과 기운을 돋는 결과를 나타내고 이 감정은 아이들이 자란 후에도 이어진다. 레몬, 라임, 만다린, 그리고 달콤한 오렌지 향이 주로 아이들이 선호하는 향기이다.

아이들이 어릴 때 빠삐에 마쉐 모빌로 방을 꾸며 주는 것은 아주 좋은 방법이다(패널참조). 쿠션, 장난감, 그리고 종이들을 폴리에틸렌 자루에 에센셜 오일이 첨가된 탈지면과 함께 넣어 둔다. 하루에서 이틀 정도 넣어 둔 뒤 이 아이템들을 아이들 방에 놔두면 자연스럽게 아로마 향을 뿜어낸다.

빠삐에 마쉐 모빌(Papier-mache mobile : 종이를 뜯어 부쳐 만든 모빌)

아이가 가장 좋아하는 아로마 향을 고른 후 풀로 사용될 밀가루와 물로 만들어진 반죽에 몇 방울 섞는다. 예쁜 종이를 겹친 후 위에 만들어진 풀로 붙인다. 다음은 아이가 원하는 여러 가지 모양으로 예쁘게 자른다. 따뜻한 바늘로 모양에 구멍을 뚫고, 이것이 마르기를 기다린 후 아로마 향이 첨가된 페인트로 채색한다.

이 모양들을 실과 끈으로 보드지나 메탈로 만든 뼈대에 붙인다. 모빌이 사용될 때 방의 온기가 자연스럽게 모빌에서 아로마 향을 방출하게 만든다.

침실을 공부방으로 이용할 때

언젠가는 아이들이 커서 침실과 공부방을 동시에 사용할 때가 있다. 이런 환경은 아이들에게 감정적으로나 육체적으로 매우 스트레스를 줄 것이다. 그러므로 공부방을 아로마 향으로 꾸미면 아로마가 신피질(뇌에 장기간 기억력 기능을 조절하는 곳)을 상기시켜 주므로 학습 능력을 향상시켜 준다. 이것을 위해서는 바질과 로즈마리가 효과적이다. 먼저 위 오일을 각각 3방울씩 디퓨저(diffuser)에 섞고 방에 뿌려준다. 만약 특정한 과목에 어려움이 있고 기억력 향상을 원한다면 손수건에 바질과 로즈마리를 한 방울씩 떨어뜨린 후 시험 중 향기를 맡으면 매우 효과적이다. 이 방법은 집중력을 향상시켜 주고 예전에 배운 공부를 기억할 수 있도록 도와준다.

아이들이 긴장이 풀리고 휴식을 취할 때에는 아로마향을 조금 더 차분하게 바꿔주는 것이 좋다. 베르가못 2방울, 프랑킨센스 1방울, 그리고 페티그레인 3방울 섞는다. 이 향기는 걱정을 가라앉히고 잠드는 것을 도와준다.

에센셜 오일의 성명록 Directory of Essential Oils

에센셜 오일의 사용범위는 다양하다. 벌레 물림, 근육통, 피부 젊음유지, 신경진정, 면역계 강화, 무드증진 등

만약 특별한 증상을 다루는 오일을 찾거나 앞부분에서 다룬 상승효과를 위한 혼합액 중의 오일이 아닌 다른 오일의 느낌을 원한다면 다음의 에션셜 오일의 성명록을 참조하면 증상에 적합한 오일을 발견할 수 있을 것이다. 에션셜 오일 구입시에는 오일의 다양성에 따라 정확하게 구입하는 것이 중요하므로 이 성명록에는 에션셜 오일의 일반이름뿐만 아니라 라틴이름까지 명시되어 있다. 또한 항상 염두에 두어야 할 유의사항도 명시되어 있다.

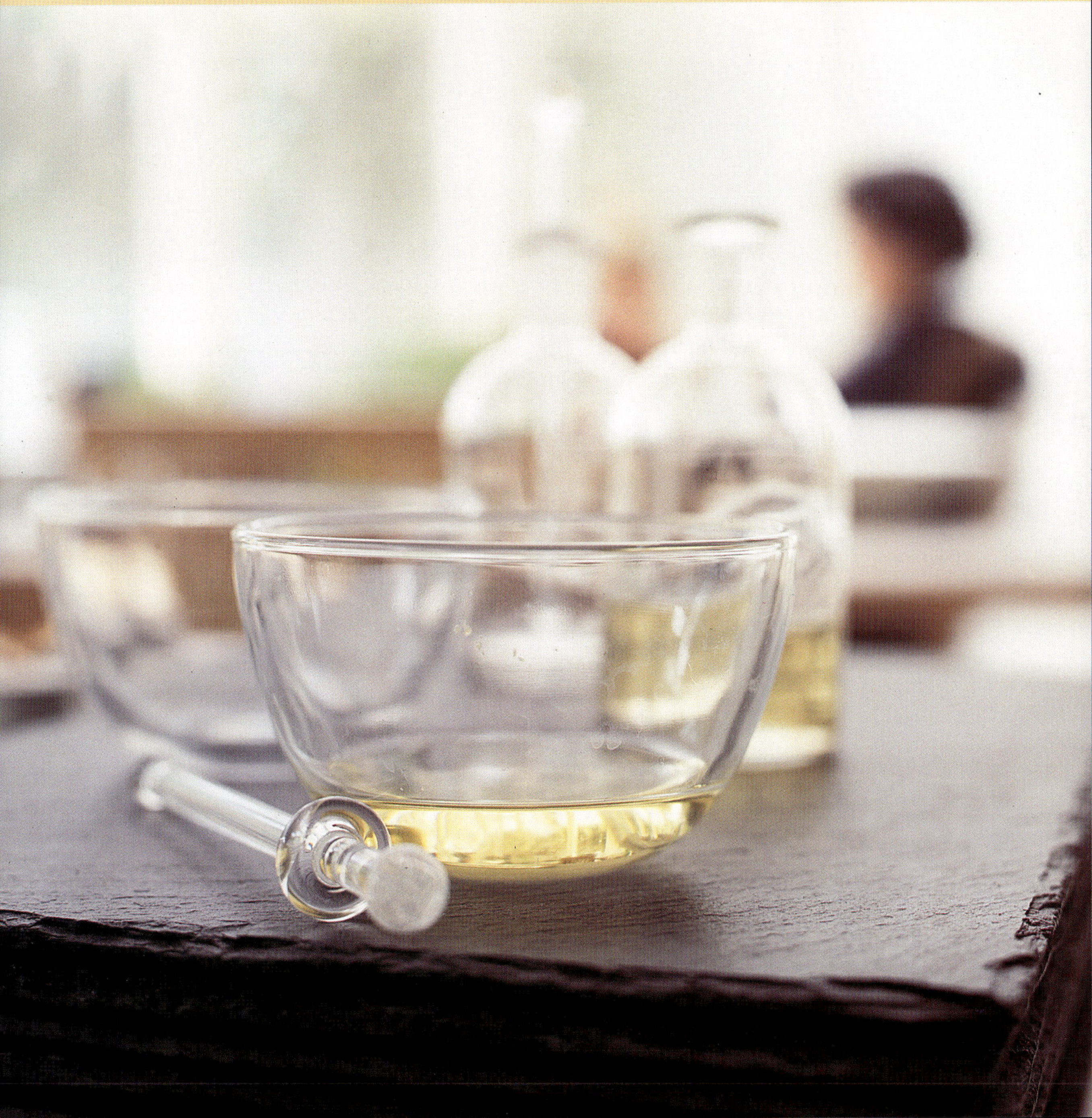

이름	노트	사용된 부분	특징과 사용	유의사항
안젤리카 **(Angelica)** (*Angelica archangelica*)	베이스 노트	종자(씨), 뿌리	피로, 편두통, 신경긴장, 스트레스 관련 질병, 근육통과 통증, 독소축적, 탁하고, 두텁고, 정체된 피부를 위해 좋음	**주의:** 높은 감광성; 햇빛으로부터 노출을 피할 것
바질 **(Basil)** (*Ocimum basilicum ct. linalol*)	탑 노트	꽃의 머리 부분, 잎	벌레(모기, 말벌) 물린 곳, 울혈, 근육통과 통증, 류머티즘, 기관지염, 기침, 귀앓이, 축농증, 소화불량, 헛배부름, 매스꺼움, 경련, 생리불순, 오한, 발열, 유행성 독감 및 전염성 질병을 치료	**주의:** 적정사용 레벨은 2% 이하
베이 **(Bay)** (*Pimenta racemosa*)	탑 노트	말린 잎	근육통과 통증, 신경통, 류머티즘과 순환장애에 좋음. 두피와 모든 모발 상태에 사용해도 좋음. 면역기능 강화	**주의:** 아스피린(해열제), 헤파린(혈액응고 방지제), 워파린(항응혈용약) 복용시 사용금지
벤조인 **(Benzoin)** (*Styrax benzoin*)	베이스 노트	나무진 (점액)	매우 따뜻한 오일, 건조하고 갈라진 피부에 우수함. 폐를 위한 강장, 호흡기 질환, 기관지염, 천식, 감기, 오한과 후두염에 유익함. 기분 진정과 고양, 저하된 정신력과 우울증에 도움	
베르가못 **(Bergamot)** (*Citrus bergamia*)	탑 노트	과피	진정과 향상. 감염피부 보호에 우수. 우울증과 걱정에 주로 사용. 건선, 여드름, 습진과 정맥확장성 염증에 도움	**주의:** 감광성; 햇빛의 노출을 피할 것
카주풋 **(Cajuput)** (*Melaleuca leucadendron*)	탑 노트	잎, 마른 가지	류머티즘, 관절염, 근육통, 울혈, 정맥류, 벌레물림, 지성피부 치료. 천식, 콧물, 변비와 헛배부름을 정화. 면역기능 강화	**주의:** 임신시는 주의해서 사용할 것
저먼 카모마일 **(Camomile, German)** (*Matricaria chamomilla*)	미들 노트	말린 꽃	알레르기, 상처, 염증(궤양), 습진, 민감성 피부와 진균성 감염과 같은 질환과 모든 피부에 탁월한 효과. 염증과 관절부종에 이용	

이름	노트	사용된 부분	특징과 사용	유의사항
로만 카모마일 (Camomile, Roman) (*Chamaemelum nobile*)	미들 노트	꽃	진정, 생리통, 관절염, 신경통, 두통, 습진, 피부염, 여드름, 알레르기 상태에 유용함. 건조하고 가려운 피부 정화에 좋음. 아이들에게도 안전	**주의:** 임신시 사용금지
카다멈 (Cardamom) (*Elettaria cardamomum*)	탑에서 미들노트	말린 익은 과일	마음을 따뜻하게 해주고, 위경련, 산통(복통), 가스 참(헛배부름)과 가슴앓이를 편안하게 함	
캐롯 시드 (Carrot seed) (*Daucus carota*)	탑에서 미들노트	종자(씨)	피부염, 습진과 건선, 노화피부에 영양분 공급	
시더우드, 아틀라스 (Cedarwood, Atlas) (*Cedrus atlantica*)	베이스 노트	나무	소선(작은 샘)과 신경계의 강장효과. 몸의 밸런스를 찾는데 도움. 방부효과와 이뇨작용은 셀룰라이트에 도움. 기관지염, 콧물, 근육통을 경감시키고 치료해줌. 피부강장과 여드름 피부에 사용	
시더우드, 버지니안 (Cedarwood, Virginian) (*Juniperus virginiana*)	베이스 노트	나무	우수한 방부효과. 여드름, 비듬, 습진, 염증과 지성 피부를 위해 유용함	
샐러리 시드 (Celery seed) (*Apium graveolens*)	탑에서 미들 노트	과일, 씨	중추신경계의 진정과 강장효과. 몸 안의 독소 정화. 소화기 계통과 재생계통 강장	**주의:** 임신시 사용금지
시나몬 리프 (Cinnamon leaf) (*PCinnamomum zeylanicum*)	베이스 노트	앞	소화기 계통에 좋음. 경련, 장염, 가스참, 설사, 메스꺼움을 진정. 위액분비를 자극함. 근육경련, 류머티스성 관절통증을 완화함	**주의:** 임신시 사용금지. 강한 오일임으로 사용시 주의를 요함

이름	노트	사용된 부분	특징과 사용	유의사항
시트로넬라 (Citronella) (*Cymbopogon nardus*)	탑 노트	잎	해충 퇴치제로 우수. 냄새제거와 자극 효과는 심한 발한, 땀나는 발에 상쾌함을 줌	**주의:** 피부에 민감한 반응을 일으킬 수 있음
클라리 세이지 (Clary sage) (*Pimenta racemosa*)	탑 노트	꽃	행복감. 우울증(기분이 가라앉음), 공황, 생리질병, 경련, 생리전 증후군, 고혈압, 생리통에 좋음. 근육을 풀어주는데 우수. 진정작용은 긴장을 가라앉혀 줌으로써 두통과 편두통을 경감시킴. 아로마테라피에 사용될 수 없는 일반적인의 세이지(Salvia officinalis)와 혼동하면 안 됨	**주의:** 임신 초기에 사용금지
클로브 (Clove) (*Syzygium leucadendron*)	베이스 노트	봉오리	통증제거. 류머티스성 관절염, 치통, 신경통, 잇몸 감염, 감염성 여드름, 궤양, 상처에 좋음. 방부효과. 방광염, 설사, 축농증 등의 질병예방에 좋음. 국한성 회장염(크론병), 면역저하에 도움. 질 좋은 호르몬성분 함유로 갑상선 조절에 유용함	**주의:** 높은 레벨의 투약(복용)은 피부를 자극함
코린더 (Coriander) (*Coriandrum sativum*)	탑 노트	과일, 씨	편두통. 신경통, 신경성 피로, 근육통, 독소축적, 순환장애에 도움. 면역기계통의 강장작용	
사이프러스 (Cypress) (*Cupressus sempervirens*)	미들 노트	잎, 콘(열매)	방부효과와 이뇨제 효과. 순환, 셀룰라이트, 정맥류에 좋음. 피부색을 향상시키고 독소제거를 도움. 약간의 수렴작용이 있어서 지성피부에 유익함	
엘레미(Elemi) (*Canarium luzonicum*)	미들에서 베이스 노트	껍질	감기와 유행성 독감에 좋음. 방부효과를 가지고 있어서 감염된 상처에 유익한 작용	
유칼립투스 (Eucalyptus) (*Eucalyptus citriodora*)	탑 노트	잎	살충 퇴치제. 무좀, 비듬과 같은 세균 감염 피부에 좋음	**주의:** 민감반응을 일으킬 수도 있음

이름	노트	사용된 부분	특징과 사용	유의사항
유칼립투스 (Eucalyptus) (*Eucalyptus globulus*)	탑 노트	잎	자극, 방부, 항염증 효과. 호흡기 치료. 축농증과 두통에 유용. 류머티즘, 관절염, 근육통 완화	**주의:** 높은 시네올(cineole) 성분 때문에 아기들이나 어린이들에게는 사용금지
유칼립투스 (Eucalyptus) (*Eucalyptus smithii*)	탑 노트	잎	두통, 편두통에 좋고, 근육통을 완화시켜 주고, 감기, 콧물, 기침, 축농증, 천식을 위해서 유용	
펜넬(Fennel) (*Foeniculum vulgare*)	미들 노트	씨	몸의 정화, 독소제거, 찌꺼기(잔존물) 제거에 우수. 이뇨, 다이어트(체중감소), 셀룰라이트에 도움. 소화력을 강장시켜주고, 소화 불량, 변비, 가스참을 완화. 생리전 증후군(PMS), 생리불순, 폐경기 문제들, 정력 저하(성욕)에 좋음. 피부색을 깨끗이 하는데 도움	**주의:** 어린이에게 추천하면 안 되고 임신시는 사용금지. 간 질환자에게 사용금지. anetholi 성분이 들어 있는 파라세타몰(paracetamol)은 알코올 중독과 간기능 저하를 가져올 수 있으므로 사용금지
프랑킨센스 (Frankincense) (*Boswellia carteri*)	베이스 노트	껍질	밸런스를 맞춰줌. 스트레스, 신경성 긴장에 도움. 주름을 막아주므로 안면에 사용. 류머티스성 관절염, 천식에 사용	
갈바눔 (Galbanum) (*Ferula galbaniflua*)	탑 노트	껍질	스트레스 경감. 통증, 순환저하에 좋음. 피부강장, 여드름, 종기, 흉터조직을 정화	
제라늄 (Geranium) (*Pelargonium graveolens*)	미들 노트	꽃, 잎	밸런스를 맞춰줌. 월경통, 폐경기 문제, 감기발진(입가), 대상포진, 기분 흔들림, 피부문제와 근심에 도움. 몸의 원기를 회복시켜 주고 호르몬의 밸런스를 맞춰줌	**주의:** 피부에 과민한 반응을 일으킬 수 있음

이름	노트	사용된 부분	특징과 사용	유의사항
진저 (Ginger) (*Zingiber officinale*)	탑 노트	뿌리줄기	콧물(감기), 울혈, 기침, 목감기, 설사, 배앓이, 경련, 가스 참, 소화불량, 식욕저하 등에 좋음. 근육통, 관절염, 혈액순환 저하를 완화. 냉기(냉한), 감기, 유행성 독감 등에 도움. 근육피로를 회복	
그레이프프루트 (Grapefruit) (*Citrus paradisi*)	탑 노트	과피	행복감, 신선감, 항진정, 면역자극, 림프자극, 셀룰라이트에 효과적	**주의:** 감광성; 햇빛 노출을 피할 것
호 리프(Ho leaf) (*Cinnamomum camphora ct. linalol*)	베이스 노트	나무, 잎	여드름, 피부염, 흉터, 상처, 주름진 피부 및 피부보호에 도움. 아로마테라피에 사용될 수 없는 호 우드(ho wood)와 혼돈하면 안 됨	
임모텔 (Immortelle) (*Helichrysum angustifolia*)	미들에서 베이스 노트	꽃	일반적인 통증뿐만 아니라 우울증(기분저하), 쇼크, 두려움, 공포감에 효과가 좋음. 흉터, 여드름, 피부염, 종기에 사용하면 피부의 재생효과. 감기 및 유행성 독감에 사용시 좋음	
재스민 (Jasmine absolute) (*Jasminum grandiflorum*)	베이스 노트	꽃	감정의 온화함(평온)과 향상, 행복감. 우줄증, 출산우울증, 자신감 부족, 감정 불안정 등을 완화시켜 편안하게 함. 수분 부족 피부를 진정	**주의:** 임신시 사용금지
주니퍼 베리 (Juniper Berry) (*Juniperus communis*)	미들 노트	열매	신경의 자극과 강화. 강한 이뇨작용, 방부효과, 방광염, 셀룰라이트, 수분 정체에 효과적. 몸의 해독, 정화. 요산을 제거해 주고, 관절염, 류머티즘. 통풍에 도움. 칙칙하고 지성인 피부의 강장효과, 여드름, 막힌 기공, 삼출성 피부염, 습진, 건선, 부종 등을 완화	**주의:** 신장에 강한 자극을 피하고 임신 초기에는 사용을 금지

이름	노트	사용된 부분	특징과 사용	유의사항
라반딘 (Lavandin) (*Lavandula x intermedia*)	탑 노트	꽃	순환, 호흡 및 근육 문제에 효과가 좋음	**주의:** 실제 라벤더 오일보다 캠퍼(camphor)성분이 더 높기 때문에 사용시 주의해야 함. 임신중, 간질, 열병이 있는 경우는 사용금지
라벤더 (Lavender) (*Lavandula angustifolia*)	미들 노트	꽃	모든 오일 중 가장 여러 방면에 쓰임. 재배지에 따라 많은 종류의 종이 있음(p.14). 항진균 효과. 화상, 찰과상, 기침, 감기, 유행성 독감, 스트레스, 염증(궤양), 여드름, 천식, 벌레 물림, 류머티즘, 관절염, 두통, 편두통, 불면증 등을 치료	**주의:** 임신 초기에 사용금지
라벤더 스파이크 (Lavender spike) (*Lavandula latifolia*)	탑 노트	꽃	복잡한(통풍이 잘 안 되는) 머리를 정화시켜 주고 평온감을 줌. 기관지염, 콧물로 인한 두통에 탁월한 효과. 바이러스에 대항하는 면역계 증강. 근육통에 우수. 피부를 정화시켜 주고 살균 효과	**주의:** 실제 라벤더 오일보다 캠퍼(camphor) 성분이 더 높기 때문에 사용시 주의해야 함. 임신중, 간질, 열병이 있는 경우는 사용금지
레몬 (Lemon) (*Citrus limon*)	탑 노트	과피	걱정, 우울증, 혼란 등 감정의 편안함을 줌. 병을 이겨내려는 강인함과 의지를 주고 회복시킴. 면역기계와 신경기계에 자극. 혈액과 림프기계에 정화작용. 간, 담낭, 췌장과 순환기계를 강장. 방부효과, 상처나 전염의 치유에 도움. 소화도 도와줌. 산성과 콜레스테롤을 중화시켜 몸을 향상시킴	**주의:** 감광성; 햇빛 노출을 피할 것
레몬 글라스 (Lemon grass) (*Cymbopogon citratus*)	탑 노트	잎	살충 퇴치제로 우수. 냄새제거와 방부효능을 가지고 있어서 무좀과 과다발한에 효과적	

이름	노트	사용된 부분	특징과 사용	유의사항
라임(Lime) (*Citrus aurantifolia*)	탑 노트	과피	걱정과 우울증을 경감시킴. 병을 앓은 후 회복시 사용하면 좋음	**주의:** 감광성; 햇빛 노출을 피할 것
만다린 (Mandarin) (*Citrus reticulata*)	탑 노트	과피	신경긴장, 수분정체, 기름 낀(지성) 및 정체된 피부에 사용하면 좋음. 튼살에 효과적인 도움을 줌	
마누카 (Manuka) (*Leptospermum scoparium*)	탑 노트	잎, 말판의 작은 가지	따뜻함, 몸과 마음의 기운이 나게 함. 류머티스성 관절염, 여드름, 피부염, 알레르기성 발진, 기관지염, 축농증, 천식에 유용	**주의:** 희석을 하지 않고 그냥 사용했을 경우 피부에 자극이 될 수 있고 붉은 반점이나 따가움을 유발할 수 있음
마조람 스페니시 (Marjoram, Spanish) (*Thymus mastichina*)	미들 노트	잎	축농증, 콧물, 바이러스 및 박테리아 전염 등에 좋음. 근육을 따뜻하게 정화시킴	
마조람 스위트 (Marjoram, Sweet) (*Origanum majorana*)	미들 노트	꽃머리, 잎	진정 작용, 천식, 변비, 고혈압 등에 효과가 좋음. 성욕 억제제, 근육 경련, 편두통, 통증에 사용하면 좋음	**주의:** 임신 초기에 사용금지
메이 창 (May chang) (*Litsea cubeba*)	탑 노트	과일	기분고양과 자극. 심장과 호흡계의 강장작용. 심장 관상동맥질환에 유익한 효과. 지성 피부와 머릿결의 밸런스를 맞춰 줌	**주의:** 질환이 있거나 손상된 피부, 극도의 민감성 피부, 2세 이하의 어린이에게는 사용금지
멜리사 (Melissa, true) (*Melissa officinalis*)	미들 노트	꽃, 잎	불면증에 효과가 좋고 신경계를 안정시켜 줌. 위경련, 메스꺼움, 아침 증후군과 같은 소화문제에 사용	

이름	노트	사용된 부분	특징과 사용	유의사항
미르 (Myrhh) (*Commiphora myrrha*)	미들 노트	줄기, 가지	방부, 살균효과. 목, 입과 잇몸 등의 상처 치료에 도움. 소화를 촉진. 기관지염, 감기, 콧물, 목 아픔 등과 같은 호흡기 문제에 도움. 노화 피부를 개선시켜 줌	**주의:** 임신 초기에 사용금지
미틀(Myrtle) (*Myrtus communis*)	미들 노트	잎, 가지	천식, 기관지염, 콧물, 만성 기침, 감기, 유행성 독감 및 감염 질병에 유익함	
네롤리 (Neroli) (*Citrus aurantium var. amara*)	베이스 노트	꽃	자신감을 촉진. 긴장을 풀어주고, 정신적, 감정적 스트레스, 걱정을 경감시키기 위한 힘을 줌. 두려움, 우울증, 슬픔(비통), 쇼크 및 히스테리 등의 감정으로부터 편안함을 줌. 온화하게 하고 긴장을 풀어주는 최음제 작용. 불면증을 치료하고 깊고 편안한 수면을 증진. 피부보호를 위한 진정과 원기회복	
니아울리 (Niaouli) (*Melaleuca viridiflora*)	탑 노트	잎, 새로 나온 가지	조직자극, 순환증진, 백혈구와 항체활동 증가, 면역력을 향상시켜서 허약한 상태에 도움. 면역기계에 강한 도움을 주기 때문에 병의 초기에 사용하면 좋음. 흉부감염, 기관지염, 유행성 독감, 폐렴, 백일해, 천식, 축농증, 콧물, 후두염, 비뇨기 감염 등에 사용하면 좋음. 피부보호를 위해 조직을 단단하게 해주고 치료에 도움을 줌	**주의:** 임신시와 어린이들에게는 조심에서 사용함
오렌지 비터 (Orange, bitter) (*Citrus aurantium var. amara*)	탑 노트	과피	정신의 명쾌함과 감정의 밸런스를 증진. 근육경련, 림프배수, 수분정체에 사용시 도움	**주의:** 감광성; 햇빛 노출을 피할 것
오렌지 스위트 (Orange, sweet) (*Citrus aurantium var. sinensis*)	탑 노트	과피	마음정화. 방부효과, 피부의 보습과 진정 효과. 피부조직을 재생시키고 활력을 줌. 여드름 및 다른 피부문제에 유용함. 소화를 자극촉진시키고 항바이러스 효능	

이름	노트	사용된 부분	특징과 사용	유의사항
팔마로사 (Palmarosa) (*Cymbopogon martinii*)		잎	마음의 정화, 방부, 피부보습과 진정, 피부세포의 재생과 활성화, 여드름과 기타 피부문제에 도움, 소화촉진, 항바이러스성	
파출리 (Patchouli) (*Cymbopogon martinii*)	베이스 노트	잎	최음제로써 불감증 완화. 무기력, 혼란, 우울증, 스트레스, 걱정 등을 완화. 진정, 방부, 항균, 항박테리아 효능. 피부 조직을 재생시키므로 나이든 피부, 트거나 갈라진 피부, 여드름, 비듬, 습진 및 다른 피부문제 등에 사용	
블랙페퍼 (Pepper, black) (*Piper nigrum*)	미들 노트	열매	자극, 촉진, 신경과 마음을 강화, 정력을 줌. 근골격의 강장효과. 근육통에 좋고 운동하기 전에 사용. 식욕촉진, 통풍을 없애고 소화촉진에 도움. 호흡기계의 질병에 효능	
페퍼민트 (Peppermint) (*Mentha x piperita*)	탑 노트	잎, 꽃의 윗부분	상쾌함, 마음을 자주 촉진시키고 집중력 강화. 두통, 메스꺼움 등의 상태에 우수한 효과. 소화질환에 효능이 높고, 발열, 감기, 유행성 독감에 좋음. 방부효과, 피부 정화를 위해 좋고, 근육통, 관절통, 생리통을 경감시켜 주는데 도움	**주의:** 아기나 어린이에게 사용을 금함. 이것은 후두경련(후두의 폐쇄)을 일으킬 수 있음. 피부자극을 일으킬 수 있고, 이러한 동종요법 치료에는 사용할 수 없음
페티그레인 (Petitgrain) (*Citrus aurantium var. amara*)	미들 노트	잎	마음정화와 정신적 피로를 풀어줌. 불면증과 소화력 향상 촉진에 도움. 신경계를 진정시킴. 여드름과 같은 피부결점을 정화시키는데 도움을 주므로 피부의 강장효과가 있음	

이름	노트	사용된 부분	특징과 사용	유의사항
파인 (Pine) (*Pinus sylvestris*)	탑 노트	바늘	신경탈진과 피로 회복 향상. 순환장애, 기관지염, 콧물, 천식, 축농증에 도움. 공중에 떠 있는 세균을 죽일 수 있기 때문에 질병이 있을 때 증발요법으로 우수한 효과	
라벤사라 (Ravensara) (*Ravensara aromatica*)	미들 노트	잎	면역계 강장효과와 선열에 도움을 줌. 항진균, 방부효능, 수두, 헤르페스, 근육통에 도움. 기관지염, 유행성 독감, 축농증, 백일해에 사용하면 좋음	
로즈 오토 (Rose otto) (*Rosa damascena*)	베이스	꽃	온화한 최음제이므로 불감증 개선에 도움. 긴장, 우울증, 출산우울증, 슬픔, 비통 등의 기분을 경감시킴. 여성 생식기계를 조절. 특히 자궁의 유익한 이점을 조절. 순환계, 신경계, 소화계에 큰 강장효과. 피부조직의 재생에 도움을 줌으로써 피부문제와 일반적인 피부 보호에 우수한 효과	
로즈마리 (Rosemary) (*Rosmarinus officinalis*)	미들 노트	꽃의 윗 부분, 잎	자극, 촉진. 근육통, 순환장애, 류머티스성 문제, 육체적 · 정신적 피로, 저혈압, 탈모 등에 좋음	**주의:** 간질, 고혈압, 임신 초기 단계에서는 사용하면 안 됨. 간기능 관련 문제의 경우 보편적으로 사용하지 않음
샌달우드 (Sandalwood) (*Santalum album*)	베이스 노트	나무	깊고 평화로운 명상을 증진. 우울증, 스트레스 두려움을 가라앉혀 주고 풀어줌. 면역계를 강하게 해주고 자극촉진시켜서 비뇨기 감염에 유익한 효능. 목의 통증을 진정시키고, 후두염과 기관지염을 완화시키는데 도움. 건조한 피부에 수분과 진정효과를 주고 지성 · 여드름 피부에는 방부와 수렴의 효과	

이름	노트	사용된 부분	특징과 사용	유의사항
타제티스 (Tagetes) (*Tagetes glandulifera*)	미들 노트	꽃	항진균. 그러므로 곰팡이균(칸디다) 감염에 우수한 효과. 콧물감염에 효과, 상처치료, 기관지염, 감기에 좋음	**주의:** 아기와 어린이에게 사용을 금하고 임신시 사용금지 감광성; 햇빛 노출을 피할 것
티트리 (Tee tree) (*Melaleuca alternifolia*)	탑 노트	잎	자극촉진. 곰팡이균(칸디다) 감염, 질염, 손톱감염, 무좀, 오한, 구강궤양, 면역계, 여드름, 발진, 벌레물린데, 가시 찔린데 사용. 호흡기계, 감기, 유행성 독감, 천식, 기관지염에 유익함. 살균효능은 질염정화와 생식기 감염에 효과를 나타냄. 또한 방광염과 같은 문제를 완화하고, 비뇨기계에 방부 효과	**주의:** 만약 과용했을 경우 피부의 민감한 부분에 자극을 일으킬 수 있음
타임, 레드 (Thyme, red) (*Thymus vulgaris ct. thymol*)	탑 노트	꽃, 잎	항박테리아, 항진균효과. 여드름, 종기, 피부문제, 순환장애 질병, 탈모, 가스 참, 소화기능 저하, 기관지 분비(작용) 축농증, 천식, 피로, 긴장 항진증, 우울증, 신경증, 걱정 등에 좋고 류머티즘과 경직된 관절이 오일의 따뜻한 특징 때문에 좋아짐	**주의:** 고혈압에 사용금지. 피부를 자극함
스위트 타임 (Thyme, sweet) (*Thymus vulgaris ct. geraniol, ct. linalol*)	탑 노트	꽃, 잎	기관지염, 축농증, 방광염, 근육 류머티즘, 건조습진, 건선, 삼출성 습진, 목 통증, 편도선염, 대장염, 감염성 여드름 등에 사용. 바이러스 감염, 피로, 불면증 증세를 보이는 경향의 사람들에게 도움이 됨	
발레리안 (Valerian) (*Valeriana officinalis*)	베이스 노트	뿌리줄기, 뿌리	불면증, 편두통, 불안함, 신경긴장 등의 질환에 도움. 고혈압과 신경성 소화불량을 안정적으로 편안하게 해줌	

이름	노트	사용된 부분	특징과 사용	유의사항
베티버(Vetiver) (*Vetiveria zizanioides*)	베이스 노트	뿌리	일반적인 감염, 피부 감염, 여드름, 생리불순, 당뇨병에 효과가 좋음	
야로우(Yarrow) (*Achillea millefolium*)	베이스 노트	말린 꽃 머리	불면증, 스트레스, 고혈압, 여드름, 습진, 상처, 감기, 발열, 유행성 독감 등 모든 증상에 유익함	**주의:** 임신 초기에 사용금지
일랑일랑 (Ylang Ylang) (*Cananga odorata*)	베이스 노트	꽃	최음제, 행복감을 주고 긴장을 풀어 줌. 고혈압, 무기력, 불감증, 생리전 증후군(PMS) 우울증, 감수성 민감, 공황, 극도로 민감 상태를 풀어 주는 데 좋음. 모발성장 촉진. 지성피부의 밸런스를 맞춰줌	**주의:** 민감성 피부에 약간의 영향을 끼침

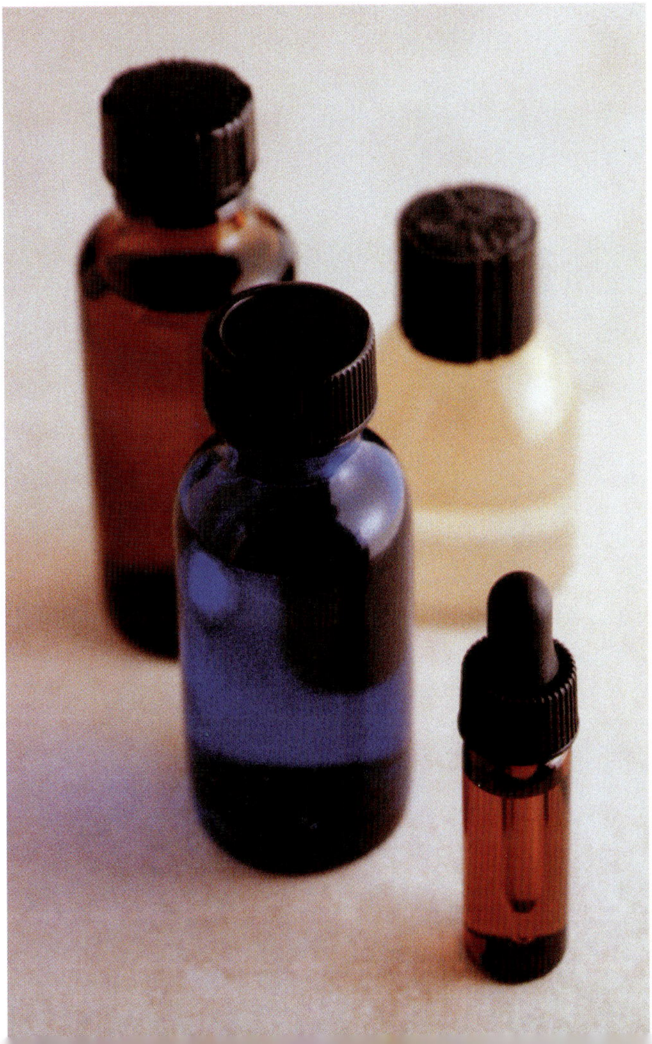

캐리어 오일의 성명록 Directory of Carrier Oils

에센셜 오일을 희석할 때 사용되는 캐리어 오일은 에센셜 오일 자체보다 중요할 수도 있다.

물론 하나의 캐리어 오일을 선호할 수도 있으나 아로마테라피를 결정할 때 최대의 선택의 기회를 제공하기 위하여 이 성명록에는 18가지 캐리어 오일의 특성과 사용이 명시되어 있다.

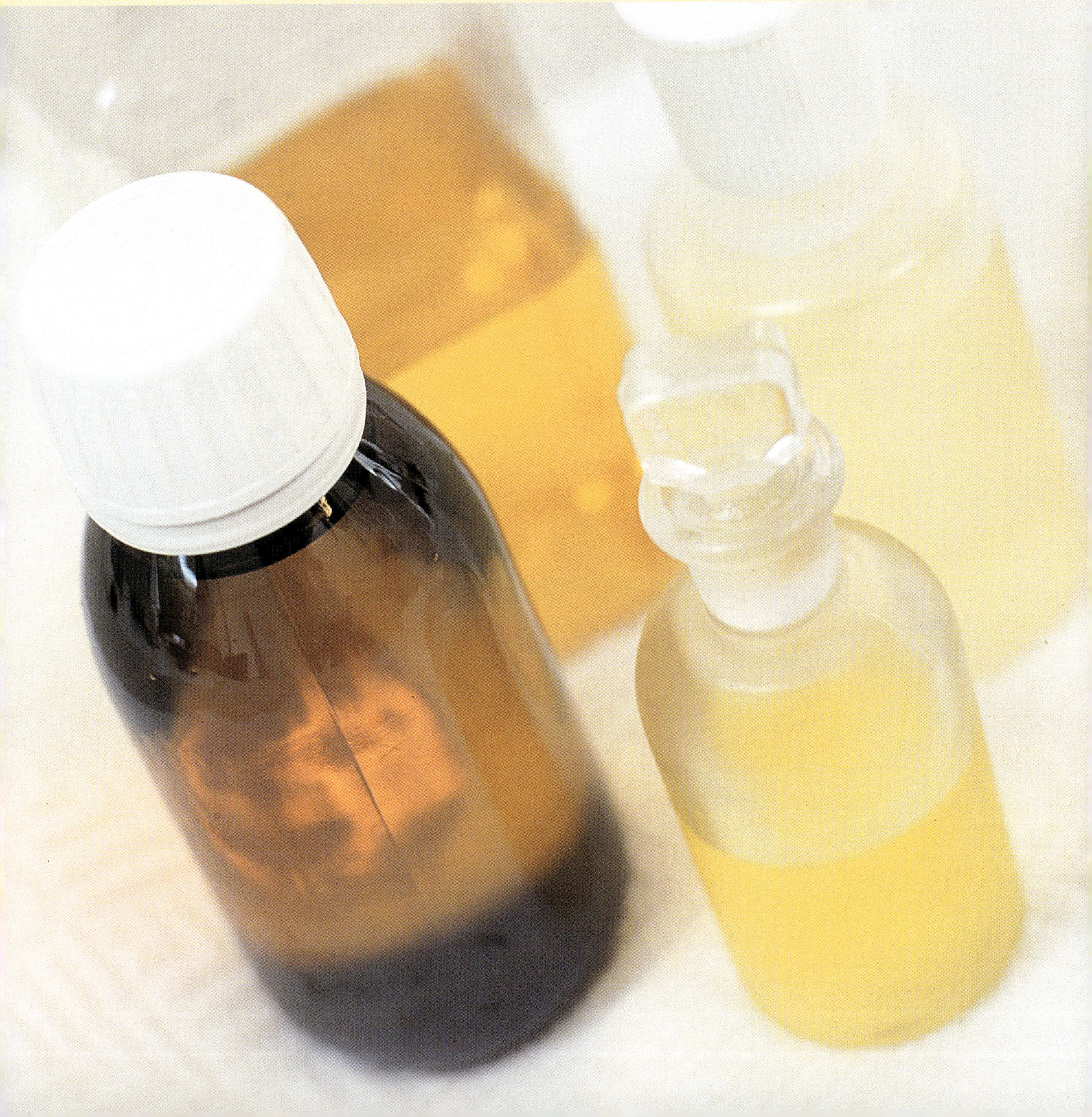

이름	노트	특징과 사용	유의사항
스위트 아몬드 (Almond, sweet) (*Prunus amygdalis var. dulcis*)	냉압착법	스위트 아몬드 나무는 냉압착법으로 산출되는 비휘발성 오일을 생산한다. 이 오일에는 비타민 A, B_1, B_2, B_6와 E를 포함한다. 소량의 비타민 E로 인해 합리적으로 보관이 된다. 피부를 보호하고 영양을 주고 습진, 건선, 피부염, 그 외 모든 건조 상태 등으로 인한 자극을 가라앉힌다. 또한 아기들의 기저귀 발진과 일광화상을 진정시킨다.	**주의:** 견과류 알레르기에는 사용금지
살구씨 (Apricot kernel) (*Prunus armeniaca*)	냉압착법	살구씨 오일은 스위트 아몬드 오일과 거의 비슷하다. 아몬드 오일보다 오일이 적게 생산되므로 값이 약간 더 비싸다. 살구씨는 피부연화와 영양제로서 매우 우수하고, 가벼운 질감으로 인해 피부에 빠르게 흡수된다. 습진으로 인한 자극을 진정시키고 민감하고 건조하고 노화된 피부에 적당하다.	
아보카도 (Avocado) (*Persea americana*)	냉압착법	정제되지 않은 오일은 녹색 빛이 풍부하고 열매를 얇게 썰어 말린 것에서 압착된다. 비타민 A, B_1, B_2과 D를 포함하고 있으며, 우수한 피부연화제로 대부분의 다른 캐리어 오일보다 표피로 더 깊숙이 침투하는 것으로 알려져 있다. 아보카도는 탁월한 피부 치유효과를 가지고 악건성 피부, 주름에 매우 효과적이다.	
보리지 (Borage) (*Borago officinalis*)	냉압착법	감마리놀렌산이 16~23%로 풍부하게 함유되어 있다. 비자극성이어서 습진과 건선과 같은 피부 상태에 사용할 수 있다. GLA는 몸 자신의 건강 세포로서 만들어진 자연물질이다. 그리고 그것은 대마, 보리지, 이브닝 프라임로즈에서 발견되고 있다. 보리지는 감마리놀렌산을 감소시키는 관절염, 생리전 증후군과 같은 상태를 완화시키는 것을 도와준다.	
칼렌듈라 (Calendula) (*Calendula officinalis*)	선플라워에 냉침	욕창, 타박상, 잇몸염증, 정맥파열증, 만성 궤양, 심한 상처와 정맥류에 효과가 좋고, 피부문제, 두드러기, 트고 갈라지는 피부, 마른 습진 치료에 우수한 효과가 있다.	

이름	노트	특징과 사용	유의사항
카멜리아 **(Camellia)** (*Camellia sinensis*)	선플라워에 냉침	동아시아에서 성장하는 차 식물이다. 전통적으로 피부질환을 치료하는 중국의학이다. 그것은 민감하고 노화된 피부에 매우 좋다.	
캐롯(Carrot) (*Daucus carota*)	선플라워에 냉침	실제 캐롯오일은 베타카로틴, 비타민 A, B, C, D, E와 F가 풍부하다. 캐롯오일은 피부에 토닉제로서 매우 우수하며 반흔조직 형성을 도와줌으로써 치유과정을 빠르게 해준다. 소양증을 진정시켜서 건선과 습진과 같은 피부에 효과적이며, 특히 노화를 지연시키는데 매우 효과적이다.	
코코넛(Coconut) (*Cocos nucifera*)	냉압착	코코넛 오일은 연화제의 특성으로 인해 대개 마사지크림으로 사용된다. 코코넛 오일은 피부를 실크처럼 매우 부드럽게 만든다. 또한 모발을 컨디셔닝하는 데에도 매우 우수하다.	
이브닝 프라임로즈 **(Evening primrose)** (*Oenothera biennis*)	냉압착	감마리놀렌산이 풍부(보리지 참조), 이 오일은 건선, 각질이 일어난 피부와 비듬이 있는 상태에 도움을 주고 상처치유를 촉진시킨다.	
그레이프 시드 **(Grape seed)** (*Vitis vinifera*)	정제	가벼운, 번들거림이 없는 마사지 오일	
하이페리쿰 또는 세인트 존스 워트 **(Hypericum or St John's wort)** (*Hypericum perforatum*)	선플라워에 냉침	하이페리쿰은 특히 염증이 있는 신경을 진정시켜서 신경통, 좌골신경통, 결합조직염과 같은 상태에 도움을 준다. 신경조직 손상이 있는 상처부위에 사용할 수 있고, 염좌, 화상과 타박상에 효과적이다. 또한 진정과 방부성이 있어서 피부에도 매우 우수한 성분이며 피부를 탱탱하게 하기 위해 화장품에 사용된다.	
호호바(Jojoba) (*Simmondsia chinensis*)	냉압착	호호바는 오일이 아니고 액상 왁스이다. 화학적 구조는 피지(p.21)와 유사할 뿐 아니라 피지에 용해되므로 여드름피부에 매우 효과적인 성분이다. 이러한 특성은 또한 건성 두피와 피부, 건선과 습진에 사용할 수 있으며, 매우 밸런싱 효과가 있는 오일이다.	

이름	노트	특징과 사용	유의사항
마카다미아 **(Macadamia)** (*Macadamia ternifolia*)	냉압착	이 오일은 저장성이 있다. 피부를 윤기 있게 하고 피부로 쉽게 흡수된다. 마카다미아는 인간의 피부와 매우 유사한 특성을 가지고 있어서 노화피부를 관리하는데 매우 유용한 성분이다. 번들거림이 없어서 바니싱 오일(vanishing oil)로 불린다.	
님 시드 **(Neem seed)** (*Melia azadiracta*)	냉압착	님 나무는 큰 나무 종류로 매우 유용한 목재를 생산한다. 열매는 몇 개의 씨가 있는 캡슐로 과육과 껍질을 가지고 있다. 님 시드는 사마귀, 비듬뿐만 아니라, 건선, 습진 피부염, 화상, 궤양, 포진과 진균성 감염과 같은 피부질환을 치료하는 데에도 효과적이다. 그것은 관절염과 통증에 유익한 항염성과 항박테리아 작용을 가지는 것으로 보고되어 있으며, 인도에서는 해충퇴치제와 유기살충제로서 널리 사용되고 있다.	
피치 커넬 **(Peach kernel)** (*Persea americana*)	냉압착	물리적으로 피치 커넬은 아프리콧 커넬과 스위트 아몬드 오일과 매우 유사하다. 많은 양이 생산되지 않으므로 값이 비싼 오일로, 피부 보호력, 연화제, 영양분이 많고 피부에 서서히 흡수된다. 소양증을 경감시키고 습진에 매우 유익하다. 민감하고 건성, 노화피부와 주로 피부보호크림으로 사용된다.	
로즈 힙 **(Rose hip)** (*Rosa canina*)	냉압착	화장용 크림이나 로션에 사용될 수 있다. 로즈 힙 오일은 세포재생제로 알려져 있어, 조로현상을 방지하고 주름을 감소시키며, 반흔조직을 감소시킨다. 또한 화상과 습진에 매우 유용하다.	
선플라워 **(Sunflower)** (*Helianthus annuus*)	냉압착	선플라워 오일은 유기적으로 재배된 식물에서 얻어진 오일이다. 그것은 비타민 A, B, D와 E를 포함하고 있다. 피부에 대해서는 질환을 예방할 수 있는 예방성이 있어서 다리 궤양, 타박상과 피부질환에 유익하다.	**주의:** 슈퍼마켓에서 단지 요리를 하기 위해서 판매되는 정제된 오일은 사용금지
윗점 **(Wheatgerm)** (*Triticum vulgare*)	냉압착	비타민 E를 다량 함유하고 있어서 진한 오렌지색을 띤다. 건성과 노화피부에 유익한 오일로 튼살과 흉터가 있는 조직에 매우 효과적이다.	**주의:** 알레르기에는 사용금지

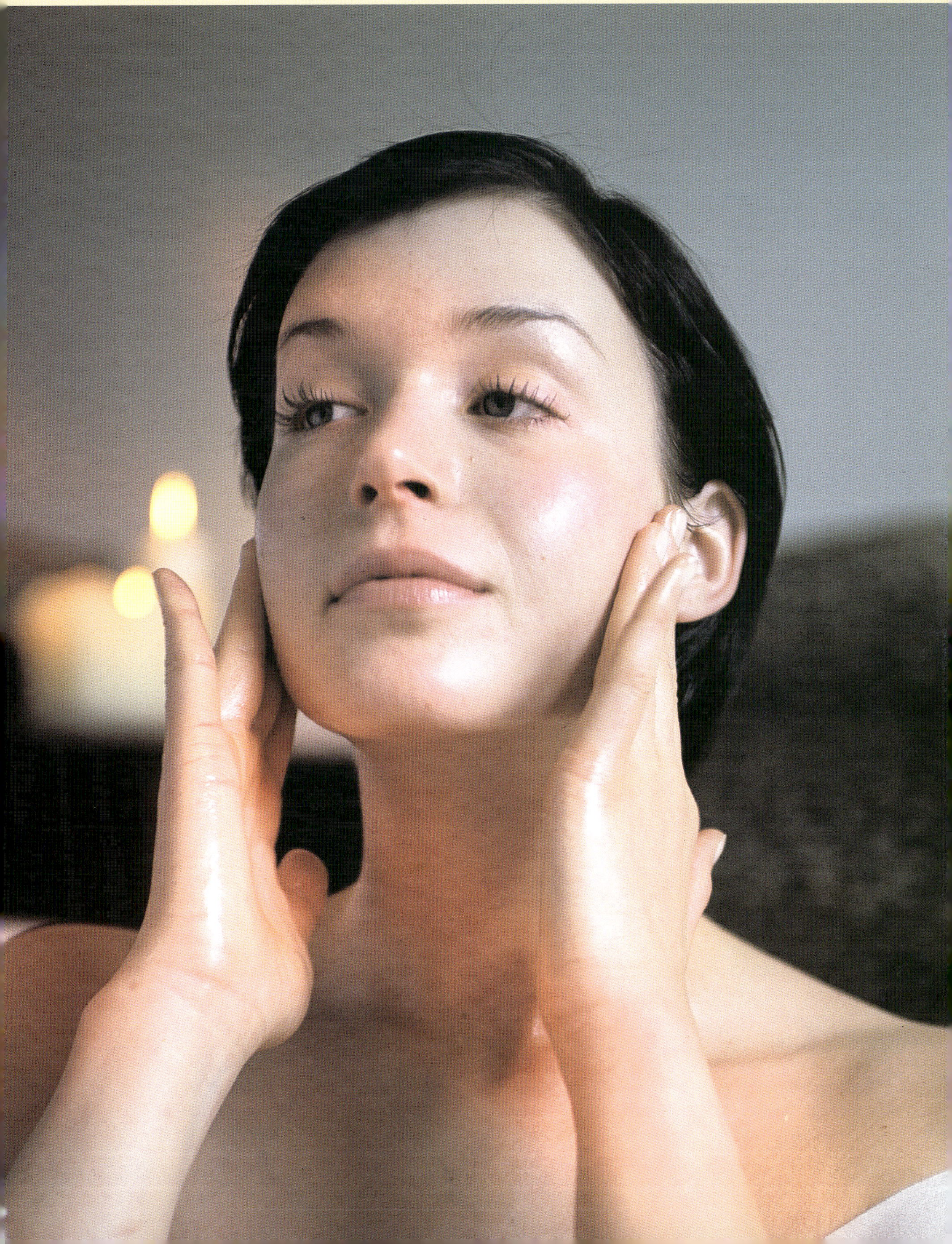